European Society of Cardiology (ESC)

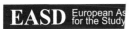 European Association for the Study

European Atherosclerosis Society (EAS)

 European Heart Network (EHN)

European Society of Hypertension (ESH)

 European Stroke Organisation (ESO)

International Diabetes Federation European Region (IDF Europe)

 International Federation of Sport Medicine (FIMS)

International Society of Behavioural Medicine (ISBM)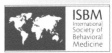

 WONCA Europe

2016 European Guidelines on Cardiovascular Disease Prevention in Clinical Practice*

The Sixth Joint Task Force of the European Society of Cardiology and Other Societies on Cardiovascular Disease Prevention in Clinical Practice (constituted by representatives of 10 societies and by invited experts)

Developed with the special contribution of the European Association for Cardiovascular Prevention & Rehabilitation (EACPR)

Chairperson:
Massimo F. Piepoli
Heart Failure Unit – Cardiology Department
Polichirurgico Hospital G. Da Saliceto
Cardiology Dept. – Cantone Del Cristo
29121 Piacenza
Emilia Romagna, Italy
Tel: +39 0523 30 32 17
Fax: +39 0523 30 32 20
Email: m.piepoli@alice.it
m.piepoli@imperial.ac.uk

Co-Chairperson:
Arno W. Hoes
Julius Center for Health Sciences & Primary Care – University Medical Center Utrecht
PO Box 85500 (HP Str. 6.131)
3508 GA Utrecht, The Netherlands
Tel: +31 88 756 8193
Fax: +31 88 756 8099
Email: a.w.hoes@umcutrecht.nl

Task Force Members: *Stefan Agewall, Norway (ESC), Christian Albus, Germany (ISBM), Carlos Brotons, Spain (WONCA Europe), Alberico L. Catapano, Italy (EAS), Marie-Therese Cooney, Ireland (ESC), Ugo Corrà, Italy (ESC), Bernard Cosyns, Belgium (ESC), Christi Deaton, UK (ESC), Ian Graham, Ireland (ESC), Michael Stephen Hall, UK (IDF Europe), F.D. Richard Hobbs, UK (WONCA Europe), Maja-Lisa Løchen, Norway (ESC), Herbert Löllgen, Germany (FIMS), Pedro Marques-Vidal, Switzerland (ESC), Joep Perk, Sweden (ESC), Eva Prescott, Denmark (ESC), Josep Redon, Spain (ESH), Dimitrios J. Richter, Greece (ESC), Naveed Sattar, UK (EASD), Yvo Smulders, The Netherlands (ESC), Monica Tiberi, Italy (ESC), H. Bart van der Worp, The Netherlands (ESO), Ineke van Dis, The Netherlands (EHN), W. M. Monique Verschuren, The Netherlands (ESC)*
Additional Contributor: Simone Binno (Italy)

ESC entities having participated in the development of this document:
Associations: *European Association for Cardiovascular Prevention & Rehabilitation (EACPR), European Association of Cardiovascular Imaging (EACVI), European Association of Percutaneous Cardiovascular Interventions (EAPCI), Heart Failure Association (HFA).*
Councils: *Cardiovascular Nursing and Allied Professions, Cardiology Practice, and Cardiovascular Primary Care*
Working Groups: *Cardiovascular Pharmacotherapy.*

Bearbeitet von:
Rainer Hambrecht (Bremen), Christian Albus (Köln), Martin Halle (München), Ulf Landmesser (Berlin), Herbert Löllgen (Remscheid), Stefan Perings (Düsseldorf)⁺, Gerhard C. Schuler (Leipzig)

⁺ Für die Kommission für Klinische Kardiologie der DGK

* Adapted from the 2016 European Guidelines on Cardiovascular Disease Prevention in Clinical Practice (European Heart Journal 2016;37:2315-2381 – doi:10.1093/eurheartj/ehw106).

Diese Pocket-Leitlinie ist eine von der Deutschen Gesellschaft für Kardiologie – Herz- und Kreislaufforschung e.V. (DGK) übernommene Stellungnahme der European Society of Cardiology (ESC), die den gegenwärtigen Erkenntnisstand wiedergibt und Ärzten die Entscheidungsfindung zum Wohle ihrer Patienten erleichtern soll. Die Leitlinie ersetzt nicht die ärztliche Evaluation des individuellen Patienten und die Anpassung der Diagnostik und Therapie an dessen spezifische Situation.

Die Pocket-Leitlinie enthält gekennzeichnete Kommentare der Autoren der Pocket-Leitlinie, die deren Einschätzung darstellen und von der Deutschen Gesellschaft für Kardiologie getragen werden.

Die Erstellung dieser Leitlinie ist durch eine systematische Aufarbeitung und Zusammenstellung der besten verfügbaren wissenschaftlichen Evidenz gekennzeichnet. Das vorgeschlagene Vorgehen ergibt sich aus der wissenschaftlichen Evidenz, wobei randomisierte, kontrollierte Studien bevorzugt werden. Der Zusammenhang zwischen der jeweiligen Empfehlung und dem zugehörigen Evidenzgrad ist gekennzeichnet.

Tabelle 1: Empfehlungsgrade

I	Evidenz und/oder allgemeine Übereinkunft, dass eine Therapieform oder eine diagnostische Maßnahme effektiv, nützlich oder heilsam ist.
II	Widersprüchliche Evidenz und/oder unterschiedliche Meinungen über den Nutzen/Effektivität einer Therapieform oder einer diagnostischen Maßnahme.
IIa	Evidenzen/Meinungen favorisieren den Nutzen bzw. die Effektivität einer Maßnahme.
IIb	Nutzen/Effektivität einer Maßnahme ist weniger gut durch Evidenzen/Meinungen belegt.
III	Evidenz und/oder allgemeine Übereinkunft, dass eine Therapieform oder eine diagnostische Maßnahme nicht effektiv, nicht nützlich oder nicht heilsam ist und im Einzelfall schädlich sein kann.

Tabelle 2: Evidenzgrade

A	Daten aus mehreren, randomisierten klinischen Studien oder Meta-Analysen.
B	Daten aus einer randomisierten Studie oder mehreren großen, nicht randomisierten Studien.
C	Konsensusmeinung von Experten und/oder kleinen Studien, retrospektiven Studien oder Registern.

Abkürzungen und Akronyme

ACEI	Angiotensin-Converting-Enzym-Inhibitor
ACS	Akutes Koronarsyndrom (acute coronary syndrome)
AMI	akuter Myokardinfarkt
ARB	Angiotensin-Rezeptorblocker
ASS	Acetylsalicylsäure
BMI	Body-Mass-Index
CVD	kardiovaskuläre Erkrankung (cardiovascular disease)
EKG	Elektrokardiogramm
GFR	Glomeruläre Filtrationsrate
HbA1c	glykosyliertes Hämoglobin
HDL-C	High-Density-Lipoprotein-Cholesterin
HI	Herzinsuffizienz
KHK	Koronare Herzerkrankung
LDL-C	Low-Density-Lipoprotein-Cholesterin
MET	Metabolisches Äquivalent (metabolic equivalent)
PAVK	periphere arterielle Verschlusskrankheit
SCORE	Systematic Coronary Risk Estimation
TIA	transitorische ischämische Attacke

Inhalt

Europäische Richtlinie 2016 zur Prävention kardiovaskulärer Erkrankungen in der klinischen Praxis

The Sixth Joint Task Force of the European Society of Cardiology and Other Societies on Cardiovascular Disease Prevention in Clinical Practice

Diese Pocket-Leitlinie gibt den Konsensus der Joint Task Force von zehn großen europäischen Fachgesellschaften gemäß dem Volltext der Version dieser Leitlinien von 2016 wieder.

Die Ziele sind:

> Unterstützung des Gesundheitswesen bei der Prävention bzw. einer Senkung der Häufigkeit von Herz-Kreislauf-Erkrankungen (CVD).

> Unterstützung bei der Setzung von Prioritäten, bei Risikobewertung und Management durch Lebensstil-Beratung sowie gegebenenfalls der Verwendung von Medikamenten.

Prävention von Herz-Kreislauf-Erkrankungen – eine Definition

Eine koordinierte Kombination verschiedener Maßnahmen, die sowohl auf die gesamte Bevölkerung als auch auf Einzelpersonen gerichtet sind und darauf zielen, die Auswirkungen von CVD und die damit zusammenhängenden Beeinträchtigungen zu beseitigen oder zu minimieren.

Kernziele

Ziele und Vorgaben	
Rauchen	Keine Tabakwaren jeglicher Art.
Ernährung	Niedriger Gehalt an gesättigten Fettsäuren, Bevorzugung von Vollkornprodukten, Gemüse, Früchten und Fisch.
Körperliche Aktivität/Sport	Mindestens 150 Minuten/Woche gemäßigtes aerobes Fitnesstraining (je 30 Minuten an 5 Tagen/Woche) oder 75 Minuten/Woche intensives aerobes Fitnesstraining (je 15 Minuten an 5 Tagen/Woche) oder eine Kombination davon.
Körpergewicht	BMI 20–25 kg/m^2. Taillenumfang < 94 cm (Männer) oder < 80 cm (Frauen).
Blutdruck	< 140/90 mmHg[a]
Blutfette[b] LDL[c] ist der primäre Zielparameter	**Sehr hohes Risiko: < 1,8 mmol/l (< 70 mg/dl)** oder eine Senkung um mindestens 50% bei einem Ausgangswert zwischen 1,8 und 3,5 mmol/l (70 bzw. 135 mg/dl)[d]
	Hohes Risiko: < 2,6 mmol/l (< 100 mg/dl) oder eine Senkung um mindestens 50% bei einem Ausgangswert zwischen 2,6 und 5,2 mmol/l (100 bzw. 200 mg/dl)
	Mittleres bis niedriges Risiko: < 3,0 mmol/l (< 115 mg/dl).
HDL-C	Kein Zielparameter, aber > 1,0 mmol/l (> 40 mg/dl) bei Männern bzw. > 1,2 mmol/l (> 45 mg/dl) bei Frauen ist ein Hinweis auf ein niedriges Risiko.
Triglyceride	Kein Zielparameter, aber < 1,7 mmol/l (< 150 mg/dl) ist ein Hinweis auf ein niedriges Risiko. Bei erhöhten Werten empfiehlt sich das Überprüfen weiterer Risikofaktoren.
Diabetes	HbA1c < 7% (< 53 mmol/mol)

[a] Der allgemeine Zielparameter ist ein Blutdruck < 140/90 mmHg. Bei gebrechlichen älteren Menschen kann der Wert etwas höher liegen, bzw. niedriger bei den meisten Patienten mit Diabetes mellitus und einigen mit (sehr) hohem Risiko behafteten Patienten ohne Diabetes mellitus, die eine Kombination aus mehreren blutdrucksenkenden Mitteln vertragen.

[b] Non-HDL-C ist ein geeigneter und praktischer alternativer Zielparameter, da er auch bei nicht nüchternen Patienten bestimmt werden kann. Bei Non-HDL-C als sekundärem Zielparameter werden Werte von < 2,6, < 3,4 und < 3,8 mmol/l (< 100, < 130 bzw. < 145 mg/dl) bei sehr hohem, hohem bzw. mittlerem bis niedrigem Risiko empfohlen.

[c] Es wird auch die Ansicht vertreten, dass niedergelassene Ärzte als einzigen Zielparameter einen LDL-C-Wert von 2,6 mmol/l (100 mg/dl) wünschen. Dieser Ansatz ist zwar einfach und in bestimmten Fällen ausreichend, aber wissenschaftlich besser belegt ist die Risikobewertung anhand der drei Zielwerte.

[d] Dies ist die allgemeine Empfehlung für mit sehr hohem Risiko behaftete Patienten. Es sollte beachtet werden, dass die Aussagekraft bei Patienten mit chronischer Niereninsuffizienz (CKD) weniger stark ist.

Die neuen Kernaussagen seit der Präventionsleitlinie von 2012

> Eine Strategie für Personen mit hohem Risiko wird durch öffentliche Gesundheitsmaßnahmen ergänzt, um diese von einer gesünderen Lebensweise zu überzeugen und bevölkerungsweit die kardiovaskulären Risikofaktoren zu reduzieren. Es wird eine kombinierte Strategie befürwortet, die darauf zielt, die kardiovaskuläre Gesundheit der Gesamtbevölkerung bereits vom Kindheitsalter an zu verbessern, einschließlich spezifischer Maßnahmen zur Verbesserung der kardiovaskulären Gesundheit bei Personen mit erhöhtem CVD-Risiko oder bestehender CVD.

> Spezifische Kapitel sind bevölkerungsweiten Ansätzen gewidmet, die auf die Förderung eines gesunden Umfelds und einer gesunden Lebensweise abzielen, einschließlich Ernährung, körperliche Aktivität/Sport, Nichtrauchen und Mäßigung beim Alkoholgenuss. [1] Die Fachkräfte des Gesundheitswesens spielen eine wichtige Rolle bei der Vermittlung dieser Werte.

> Die Bedeutung von kardiovaskulären Risikomarkern bei verschiedenen Gruppen wie Jüngeren und Älteren, Frauen und ethnischen Minderheiten hat zugenommen.

> Förderung von körperlicher Aktivität/Sport und einer gesunden Lebensweise in allen Schichten und Bevölkerungsgruppen von Kindheit an. Fachkräfte des Gesundheitswesens und Pflegekräfte sollten Vorbildcharakter hinsichtlich einer gesunden Lebensführung haben, was unter anderem bedeutet, nicht zu rauchen bzw. keine Tabakwaren zu konsumieren.

> Weitere Kapitel befassen sich mit präventiven Maßnahmen für Patienten, die an bestimmten Krankheiten wie Vorhofflimmern, koronare Herzkrankheit, chronische Herzinsuffizienz, Hirngefäßerkrankungen oder periphere arterielle Verschlusskrankheit leiden.

---

[1] In Deutschland wurde kürzlich das Präventionsgesetz als eine wichtige Maßnahme der bevölkerungsweiten Prävention verabschiedet. Das Gesetz beinhaltet unter anderem eine Steigerung der Investitionen der Kranken- und Pflegekassen für Gesundheitsförderung und Prävention, insbesondere in den „Lebenswelten" wie Schulen, Kindergärten, Kommunen und Betrieben.

> Maßnahmen zur Überwachung von CVD-Präventionsaktivitäten und den Ergebnissen sind zu erwägen.

Relevanz der CVD-Prävention in der klinischen Praxis

> Atherosklerotische CVD sind weltweit die führende Ursache von vorzeitigem Tod, sowohl bei Männern als auch bei Frauen. In Europa sind 42% aller Todesfälle bei Frauen und 38% aller Todesfälle bei Männern vor einem Alter von 75 Jahren auf CVD zurückzuführen.

> Es ist wichtig, das kardiovaskuläre Risiko über die gesamte Lebenszeit hinweg zu betrachten, weil sowohl kardiovaskuläres Risiko als auch dessen Prävention dynamisch und kontinuierlich sind, da Patienten altern und bei ihnen Komorbiditäten akkumulieren können.

> Fachkräfte des Gesundheitswesens spielen in ihrer klinischen Praxis eine wichtige Rolle bei diesem Ansatz, das kardiovaskuläre Risiko über die gesamte Lebenszeit hinweg zu betrachten. Hier sollten vorzugsweise die Versorgung und das Screening der Bevölkerung auf CVD-Risikofaktoren stattfinden.

Wirtschaftlichkeit der CVD-Prävention

> Die Mortalität der koronaren Herzkrankheit (KHK) könnte bereits durch eine moderate Verringerung der Risikofaktoren halbiert werden. Wenn allein acht Ernährungsregeln befolgt würden, könnte die Zahl der CVD-bedingten Todesfälle halbiert werden. Eine Senkung des kardiovaskulären Risikos in der Bevölkerung um 1% würde 25.000 Fälle von CVD vermeiden und bereits in einem einzelnen europäischen Land zu Einsparungen von 40 Millionen € jährlich führen.

> Die Senkung der kardiovaskulären Mortalität in den letzten drei Jahrzehnten ist mindestens zur Hälfte auf eine Reduktion der Risikofaktoren in der Bevölkerung zurückzuführen, vor allem auf eine Senkung des Cholesterinspiegels, der Blutdruckwerte und der

Raucherzahl. Dieser günstige Trend wird aber zum Teil von einem Anstieg bei anderen Risikofaktoren zunichte gemacht, wie zum Beispiel Adipositas und Diabetes mellitus Typ 2.

Wem nützt die Prävention? Risikobewertung wann und wie, Priorisierung

> Atherosklerose ist meist das Ergebnis mehrerer Risikofaktoren: Die Prävention von CVD auf individueller Ebene sollte an das kardiovaskuläre Gesamtrisiko angepasst werden: je höher das Risiko, desto intensiver sollten die Bemühungen sein.

Wann sollte das kardiovaskuläre Gesamtrisiko beurteilt werden?

> Screening ist die Erkennung einer bisher unerkannten Krankheit bzw. in diesem Fall eines nicht erkannten erhöhten Risikos von CVD bei symptomlosen Personen und kann „opportunistisch"· vorgenommen werden, d.h. wenn sich eine günstige Gelegenheit ergibt wie bei einem Besuch des Allgemeinarztes aus anderen Gründen, oder auch systematisch, zum Beispiel als Teil eines Screeningprogramms der Gesamtbevölkerung oder in speziellen Subpopulationen wie Personen mit einer Familienanamnese von vorzeitiger CVD oder familiärer Hyperlipidämie.

> Die vorliegende Leitlinie empfiehlt eine systematische kardiovaskuläre Risikobewertung, vor allem von Bevölkerungsgruppen mit wahrscheinlich erhöhtem kardiovaskulären Risiko.

Empfehlung	Empf.-grad	Evidenz-grad
Es wird empfohlen, bei Personen mit einem erhöhten kardiovaskulären Risiko eine systematische kardiovaskuläre Risikobewertung vorzunehmen, d. h. bei einer Familienanamnese von vorzeitiger CVD, familiärer Hyperlipidämie, Vorliegen bedeutender kardiovaskulärer Risikofaktoren (wie Rauchen, hoher Blutdruck, Diabetes mellitus oder erhöhte Lipidwerte) oder Komorbiditäten, die das kardiovaskuläre Risiko erhöhen.	I	C
Es wird empfohlen, die kardiovaskuläre Risikobewertung im Abstand von 5 Jahren zu wiederholen, noch häufiger bei Personen mit Risiken nahe an der Grenze zu einer Behandlungsbedürftigkeit.	I	C
Eine systematische kardiovaskuläre Risikobewertung kann in Betracht gezogen werden bei Männern >40 Jahre sowie bei Frauen >50 Jahre oder postmenopausalen Frauen ohne Vorliegen bekannter kardiovaskulärer Risikofaktoren.	IIb	C
Eine systematische kardiovaskuläre Risikobewertung bei Männern <40 Jahre und Frauen <50 Jahre ohne Vorliegen bekannter kardiovaskulärer Risikofaktoren wird nicht empfohlen.	III	C

Wie sollte das kardiovaskuläre Gesamtrisiko abgeschätzt werden?

> Es ist für behandelnde Ärzte von entscheidender Bedeutung, dass das kardiovaskuläre Risiko schnell und mit ausreichender Genauigkeit bestimmt werden kann. Diese Feststellung führte zur Entwicklung eines Risiko-Charts in den Leitlinien von 1994: Systemic Coronary Risk Estimation (SCORE) Chart www.escardio.org/Guidelines-&-Education/Practice-tools/CVD-prevention-toolbox/SCORE-Risk-Charts bzw. www.heartscore.org (siehe folgende Seiten).

> Bei anscheinend gesunden Personen resultiert das kardiovaskuläre Risiko allgemein aus mehreren miteinander interagierenden Risikofaktoren. Auf dieser Feststellung basiert der Ansatz, das kardiovaskuläre Gesamtrisiko zum Zweck der Prävention abzuschätzen.

> Für die Risikobewertung empfohlen wird SCORE, eine Abschätzung des 10-Jahres-Risikos für die erste tödliche CVD. Dieses Werkzeug kann dabei helfen, logische Behandlungsentscheidungen

vorzunehmen sowie Über- und Untertherapie zu vermeiden. Als nützliche Alternativen zu SCORE gibt es weitere validierte Systeme zur Risikoabschätzung.

> Eine Bewertung des Gesamtrisikos macht den Ansatz flexibel. Wenn bei einem Risikofaktor keine Perfektion erzielt wird, kann eine verstärkte Anstrengung bei anderen Risikofaktoren das Risiko dennoch verringern.

Empfehlung zur Abschätzung des kardiovaskulären Risikos		
Empfehlung	Empf.-grad	Evidenz-grad
Eine Abschätzung des kardiovaskulären Gesamtrisikos unter Verwendung eines Risikoabschätzungssystems wie SCORE wird empfohlen bei Erwachsenen > 40 Jahre, sofern sie nicht automatisch als mit hohem oder sehr hohem Risiko behaftet eingestuft wurden aufgrund dokumentierter CVD, von Diabetes mellitus (> 40 Jahre), Nierenkrankheit oder stark erhöhten einzelnen Risikofaktoren (siehe Tabelle Risikokategorien).	I	C

Zur Verwendung der Risiko-Charts

> Die SCORE-Charts sind für die Beurteilung anscheinend gesunder Personen vorgesehen, nicht für solche mit diagnostizierter CVD oder einem sehr hohen oder hohen Risiko aus anderen Gründen (siehe Tabelle Risikokategorien, Seite 20), die sowieso einer intensiven Risikoberatung bedürfen.

> Das Chart **"Niedriges Risiko"** wird empfohlen für Länder mit geringem Risiko, das Chart **"Hohes Risiko"** für alle anderen europäischen und Mittelmeerländer.

> Um das 10-Jahres-Risiko für eine tödliche CVD abzuschätzen, wählen Sie im SCORE-Chart das Geschlecht der zu bewertenden Person, den Raucherstatus und die (nächstgelegene) Altersgruppe. Suchen Sie im SCORE-Chart das Kästchen, das dem Blutdruck und Gesamtcholesterin-Wert am nächsten kommt. Korrekturen einer Risikoabschätzung sind nach oben vorzunehmen, da Personen altern und sich damit der höheren Kategorie nähern.

›   Zwar gibt es keinen universell gültigen Schwellenwert, jedoch
    sollte mit zunehmendem Risiko die Beratungsintensität steigen.
    Die Auswirkung von Eingriffen auf die absolute Wahrscheinlichkeit
    eines kardiovaskulären Ereignisses erhöht sich mit einem höheren
    Risiko-Ausgangswert. Dies entspricht einer niedrigeren Zahl von
    zu behandelnden Personen (NNT) zur Abwendung eines einzelnen
    Ereignisses bei steigendem Risiko.

    –   **Personen mit einem niedrigen bis mittleren Risiko (berech-
        neter SCORE <5%)** sollten eine Lebensstilberatung angeboten
        bekommen, um ihren Status eines niedrigen bis mittleren
        Risikos beizubehalten.

    –   **Bei Personen mit hohem Risiko (berechneter SCORE ≥5%
        und <10%)** sollte die Lebensstilberatung intensiv ausfallen.
        Möglicherweise bedürfen sie einer Arzneimitteltherapie.

    –   **Bei Personen mit sehr hohem Risiko (berechneter SCORE
        ≥10%)** ist häufiger eine Arzneimitteltherapie erforderlich.

Wichtige Informationen zur Anwendung der Risiko-Charts:

›   Wenngleich die Charts eine Risikoabschätzung unterstützen,
    müssen die Daten doch im Licht der Kenntnisse und Erfahrung
    des jeweiligen Arztes interpretiert werden. Dabei müssen auch
    Faktoren in Betracht gezogen werden, die das berechnete Risiko
    beeinflussen können (siehe unten).

›   Bei **jungen Menschen** kann das relative Risiko hoch sein, auch,
    wenn das absolute 10-Jahres-Risiko niedrig ist, weil Ereignisse nor-
    malerweise erst bei fortgeschrittenem Alter eintreten. Das Chart
    zur Ermittlung des relativen Risikos bzw. die Abschätzung des
    Risiko-Alters kann hilfreich sein, um solche Personen zu erkennen
    und zu beraten (siehe unten).

›   Bei Personen **>60 Jahre** sollten diese Schwellenwerte flexibel
    interpretiert werden, weil ihr altersspezifisches Risiko normaler-
    weise auch dann im Bereich dieser Werte liegt, wenn die anderen
    kardiovaskulären Risikofaktor-Werte „normal" sind. Insbesondere
    sollte nicht bei allen älteren Menschen mit einem Risiko > 10%

eine Behandlung mit Medikamenten eingeleitet werden, die nicht unbedingt erforderlich ist.

› Das geringere Risiko bei **Frauen** ist dadurch zu erklären, dass das Risiko um 10 Jahre verzögert wird; so entspricht zum Beispiel das Risiko einer 60 Jahre alten Frau dem eines 50-jährigen Mannes. Letzten Endes sterben jedoch mehr Frauen als Männer an CVD.

› Die Charts können dazu herangezogen werden, Hinweise auf die Auswirkung einer Senkung der Risikofaktoren zu erhalten, wobei zu berücksichtigen ist, dass eine gewisse Zeit einkalkuliert werden muss, bevor das Risiko niedriger wird und dass die Ergebnisse randomisierter kontrollierter klinischer Studien allgemein eine bessere Abschätzung des Nutzens von Eingriffen erlauben. Wer mit dem Rauchen aufhört, halbiert im Allgemeinen sein Risiko.

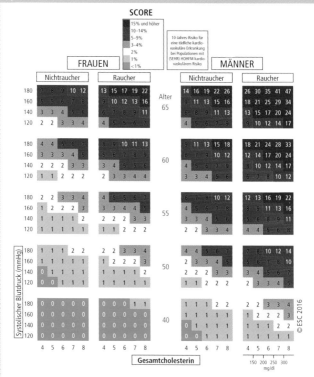

Länder mit hohem bzw. sehr hohem Risiko sind: Ägypten, Albanien, Algerien, Armenien, Aserbaidschan, Belarus, Bosnien und Herzegowina, Bulgarien, Estland, Georgien, Kasachstan, Kirgisistan, Kroatien, Lettland, Litauen, Marokko, Mazedonien, Moldawien, Montenegro, Polen, Rumänien, Russische Föderation, Serbien, Slowakei, Syrien, Tadschikistan, Tschechische Republik, Tunesien, Türkei, Turkmenistan, Ukraine, Ungarn, Usbekistan.

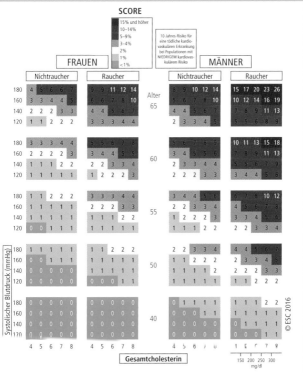

SCORE-Chart: 10-Jahres-Risiko für eine tödliche kardiovaskuläre Erkrankung in Ländern mit NIEDRIGEM kardiovaskulärem Risiko auf der Grundlage der folgenden Risikofaktoren: Alter, Geschlecht, Rauchen, systolischer Blutdruck, Gesamtcholesterin.

Länder mit niedrigem Risiko sind: Andorra, Belgien, Dänemark, Deutschland, Finnland, Frankreich, Griechenland, Großbritannien, Irland, Island, Israel, Italien, Luxemburg, Malta, Monaco, Niederlande, Norwegen, Österreich, Portugal, San Marino, Schweden, Schweiz, Slowenien, Spanien, Zypern.

Chart zum relativen Risiko, von SCORE abgeleitet

Dieses Chart ist dazu geeignet, jüngeren Personen mit einem niedrigen absoluten Risiko aufzuzeigen, dass ihr persönliches Risiko im Vergleich zur Altersgruppe um ein Vielfaches höher liegen kann. Damit kann die Botschaft unterstützt werden, dass eine Änderung der Lebensweise sowohl das relative Risiko als auch dessen Anstieg mit dem Alter bedeutend verringern kann.

Umrechnung von Cholesterin: mmol/l → mg/dl: 8 = 310, 7 = 270, 6 = 230, 5 = 190, 4 = 155.

Systolischer Blutdruck (mmHg)	Nichtraucher					Raucher				
180	3	3	4	5	6	6	7	8	10	12
160	2	3	3	4	4	4	5	6	7	8
140	1	2	2	2	3	3	3	4	5	6
120	1	1	1	2	2	2	2	3	3	4
	4	5	6	7	8	4	5	6	7	8

Cholesterin (mmol/l)

© ESC 2016

Das Risikoalter einer Person mit mehreren Risikofaktoren ist identisch mit dem einer älteren Person ohne Risikofaktoren, wie das Chart zeigt. Diese Information kann dabei hilfreich sein, Personen zur Veränderung ihrer Risikofaktoren zwecks Senkung des Risikoalters zu motivieren.

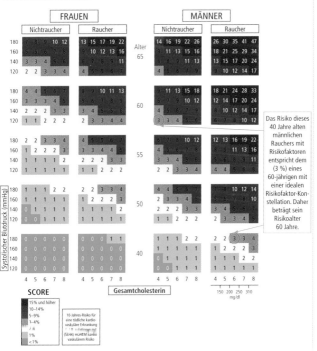

Das Risiko dieses 40 Jahre alten männlichen Rauchers mit Risikofaktoren entspricht dem (3 %) eines 60-jährigen mit einer idealen Risikofaktor-Konstellation. Daher beträgt sein Risikoalter 60 Jahre.

SCORE

- 15% und höher
- 10–14%
- 5–9%
- 3–4%
- 2 %
- 1%
- <1%

10-Jahres-Risiko für eine tödliche kardiovaskuläre Erkrankung in Beziehung mit (SEHR) HOHEM kardiovaskulärem Risiko

Je höher das Risiko, desto wichtiger die Prävention. Siehe die folgenden Empfehlungen für Prioritäten.

Risikokategorien	
Sehr hohes Risiko	Personen mit einem oder mehreren der folgenden Faktoren: ⟩ Klinisch oder durch eindeutigen Befund in der Bildgebung dokumentierte CVD. Dokumentierte klinische CVD umfasst Anamnese von AMI, ACS, koronare Revaskularisierung sowie weitere arterielle Revaskularisierungsverfahren, Schlaganfall und TIA, Aortenaneurysma und PAVK. Zweifelsfrei in bildgebenden Verfahren dokumentierte CVD umfasst bedeutende Plaques in der Koronarangiographie oder Ultraschalluntersuchung der Carotis, jedoch NICHT eine limitierte Erhöhung bei stetigen Parametern bildgebender Verfahren wie die Intima-Media-Dicke der Arteria carotis. ⟩ Diabetes mellitus mit Organschaden wie Proteinurie oder einem bedeutenden Risikofaktor wie Rauchen oder deutlicher Hypercholesterinämie oder deutlicher Hypertonie. ⟩ Schwere CKD (GFR < 30 ml/min/1,73 m²). ⟩ Berechneter SCORE ≥ 10%.
Hohes Risiko	Personen mit: ⟩ Deutlich erhöhten einzelnen Risikofaktoren, insbesondere Cholesterin > 8 mmol/l (> 310 mg/dl) (z.B. bei familiärer Hypercholesterinämie) oder Blutdruck ≥ 180/110 mmHg. ⟩ Die meisten anderen Personen mit Diabetes mellitus (mit Ausnahme junger Patienten mit Typ-1-Diabetes und ohne bedeutende Risikofaktoren, deren Risiko niedrig oder mäßiggradig sein könnte). ⟩ Mittelschwerer CKD (GFR 30–59 ml/min/1,73 m²). ⟩ Berechneter SCORE ≥ 5% und < 10%.
Mittleres Risiko	SCORE ≥ 1% und < 5% nach 10 Jahren. Diese Kategorie umfasst viele Menschen mittleren Alters.
Niedriges Risiko	SCORE < 1%.

CKD = chronische Nierenkrankheit

Modifikatoren des berechneten kardiovaskulären Gesamtrisikos

Neben den konventionellen kardiovaskulären Hauptrisikofaktoren, die in den Risiko-Charts aufgeführt sind, gibt es weitere, die für die Bewertung des CVD-Gesamtrisikos relevant sein können.

> Die Task Force empfiehlt die Einbeziehung weiterer Risikofaktoren, wenn die Möglichkeit besteht, dass dies die Risikoklassifizierung verbessert und es unter Alltagsbedingungen durchführbar ist.

> Risikomodifikatoren mit einem Potential für eine Neubewertung sind: sozioökonomischer Status, soziale Isolierung und das Fehlen sozialer Unterstützung, Familienanamnese von vorzeitiger CVD, Body-Mass-Index und zentrale Adipositas, mit CT ermittelter koronarer Kalkscore, mit Carotisscan diagnostizierte atherosklerotische Plaques, Knöchel-Arm-Index.

> Am wichtigsten ist eine Neuklassifizierung bei Personen, deren Risiko nahe an einem Entscheidungsgrenzwert liegt, wie zum Beispiel ein SCORE-Risiko von 5%. Wenn das Risiko sehr hoch oder sehr niedrig ist, ist es wenig wahrscheinlich, dass die Betrachtung weiterer Risikofaktoren eine Behandlungsentscheidung verändert.

> Wenn Risikomodifikatoren vorliegen, kann dies ein geschätztes Risiko erhöhen, entsprechend ist bei deren Fehlen eine Verringerung des individuellen Risikos zu erwarten.

Empfehlungen für die Bewertung von Familienanamnesen/(Epi)genetik		
Empfehlung	Empf.-grad	Evidenz-grad
Bei einer kardiovaskulären Risikobewertung wird eine zusätzliche Bewertung einer Familienanamnese von vorzeitiger CVD (definiert als tödlich oder nicht tödlich verlaufendes CVD-Ereignis oder/und eine Diagnose von CVD bei männlichen Angehörigen ersten Grades unter 55 Jahren oder weiblichen Verwandten unter 65 Jahren) empfohlen.	I	C
Eine routinemäßige Verwendung von DNA-Tests zur CVD-Risikobewertung wird nicht empfohlen.	III	B

Psychosoziale Risikofaktoren

> Ein niedriger sozioökonomischer Status, das Fehlen sozialer Unterstützung, Stress in Beruf und Familie, Feindseligkeit, Depression, Angst sowie weitere psychische Erkrankungen tragen zum Risiko der Entstehung einer CVD bei und verschlechtern die Prognose der CVD, wohingegen deren Fehlen mit einem niedrigeren Risiko für CVD bzw. einer besseren Prognose assoziiert ist.

> Psychosoziale Risikofaktoren behindern Therapie-Adhärenz und Bemühungen zur Verbesserung der Lebensweise und wirken sich negativ auf Bemühungen zur Änderung des Gesundheitsverhaltens auf individueller Ebene und in Bevölkerungsgruppen aus.

Empfehlung für die Bewertung psychosozialer Risikofaktoren		
Empfehlung	Empf.-grad	Evidenz-grad
Eine Erfassung psychosozialer Risikofaktoren im Gespräch oder anhand von standardisierten Fragebögen sollte in Betracht gezogen werden, um mögliche Barrieren zur Verbesserung des Gesundheitsverhaltens und der Therapietreue von Personen mit hohem CVD-Risiko oder diagnostizierter CVD zu erfassen.	IIa	B

> Kardiovaskuläre Biomarker in Blut und Urin sind nicht oder kaum geeignet, eine CVD-Risikobewertung anhand des SCORE-Systems zu verbessern.

> Es gibt Hinweise auf Publikations-Bias bei neu entdeckten Biomarkern des kardiovaskulären Risikos und damit auf eine Überschätzung von deren Korrelation und dem möglichen Zusatznutzen.

Empfehlung für die Bewertung von Biomarkern in Blut und Urin		
Empfehlung	Empf.-grad	Evidenz-grad
Eine Routine-Bewertung von Biomarkern in Blut und Urin zur Verbesserung der CVD-Risikostratifizierung wird nicht empfohlen.	III	B

Bestimmung präklinischer Gefäßschädigung

> Ein Routinescreening mit bildgebenden Verfahren zur Vorhersage zukünftiger kardiovaskulärer Ereignisse in der klinischen Praxis wird generell nicht empfohlen.

> Einige bildgebende Verfahren können als Risikomodifikatoren bei einer kardiovaskulären Risikobewertung betrachtet werden, wenn berechnete kardiovaskuläre Risiken auf Basis der konventionellen Hauptrisikofaktoren in der Nähe von Schwellenwerten für Entscheidungen liegen.

Empfehlungen für die Messung präklinischer Gefäßschädigung		
Empfehlung	Empf.-grad	Evidenz-grad
Der Koronarkalkscore, mit Carotisscan diagnostizierte atherosklerotische Plaques und der Knöchel-Arm-Index können als Risikomodifikatoren einer kardiovaskulären Risikobewertung in Betracht gezogen werden.	IIb	B
Ein Screening der Intima-Media-Dicke im Rahmen einer kardiovaskulären Risikobewertung wird nicht empfohlen	III	A

> Es besteht ein Zusammenhang zwischen akuten Infekten der Atemwege, insbesondere zu der Zeit, zu der Grippeviren grassieren, und AMI.

Empfehlung für Grippeimpfungen		
Empfehlung	Empf.-grad	Evidenz-grad
Eine jährliche Grippeimpfung kann bei Patienten mit diagnostizierter CVD in Betracht gezogen werden.	IIb	C

Krebsbehandlung

> Bei Krebspatienten nach einer erfolgreichen Behandlung mit Chemotherapie oder Radiotherapie ist das Risiko für CVD erhöht.

> Die höhere Inzidenz von CVD korreliert mit (der Kombination von) onkologischen Therapien und der Dosierungshöhe.

> Das Vorliegen traditioneller kardiovaskulärer Risikofaktoren bei Krebspatienten erhöht das kardiovaskuläre Risiko zusätzlich.

Empfehlungen für Patienten während/nach einer Krebsbehandlung		
	Empf.-grad	Evidenz-grad
Bei Hochrisikopatienten, die sich einer Typ-I-Chemotherapie[a] unterziehen, sollte zur Prävention einer LV-Dysfunktion eine Kardioprotektion[b] in Betracht gezogen werden.	IIa	B
Während/nach einer onkologischen Behandlung sollte bei den Krebspatienten eine Optimierung des kardiovaskulären Risikoprofils in Betracht gezogen werden.	IIa	C

LV = linker Ventrikel.

[a] Hochrisikopatienten sind vor allen solche, die mit hohen kumulativen Dosen von Typ-I-Chemotherapeutika und/oder kombiniert mit anderen Chemotherapeutika und Radiotherapie behandelt werden, auch Patienten mit unkontrollierten kardiovaskulären Risikofaktoren. Typ-I-Chemotherapie induziert irreversible kardiotoxische Effekte: Anthracycline sind der Prototyp von Typ-I-Wirkstoffen.

[b] Zum Beispiel prophylaktische Therapien mit Betablocker, Angiotensin-Rezeptor-Blocker, Dexrazoxan und Statine.

> Rheumatoide Arthritis erhöht das kardiovaskuläre Risiko – unabhängig von den konventionellen Risikofaktoren – mit einem relativen Risiko von 1,4 bis 1,5 bei Männern bzw. Frauen.

> Es gibt zunehmend Belege dafür, dass andere Immunkrankheiten wie Spondylitis ankylosans oder frühe schwere Psoriasis ebenfalls das kardiovaskuläre Risiko erhöhen, wobei das relative Risiko ähnlich wie bei rheumatoider Arthritis ist.

> Eine Post-hoc-Analyse von zwei klinischen Studien mit Statin legt nahe, dass die relative Verminderung der CVD-Inzidenz bei Autoimmunkrankheiten vergleichbar der bei anderen Krankheiten ist.

Empfehlungen bei Autoimmunkrankheiten		
Empfehlung	Empf.-grad	Evidenz-grad
Bei rheumatoider Arthritis sollte ein Multiplikationsfaktor von 1,5 für das kardiovaskuläre Risiko in Betracht gezogen werden, vor allem bei starker Krankheitsaktivität.	IIa	B
Die Anwendung des Multiplikationsfaktors 1,5 für das kardiovaskuläre Risiko kann auch bei anderen entzündlichen Autoimmunkrankheiten als rheumatoider Arthritis je nach Aktivität/Schwere der Krankheit beim individuellen Patienten erwogen werden.	IIb	C

> Es gibt Hinweise auf einen positiven Zusammenhang zwischen obstruktiver Schlafapnoe und Hypertonie, KHK, Vorhofflimmern, Schlaganfall und Herzinsuffizienz.

> Eine Erektile Dysfunktion ist assoziiert mit zukünftigen kardiovaskulären Ereignissen bei Männern mit und ohne diagnostizierte CVD.

Empfehlung	Empf.-grad	Evidenz-grad
Bei Männern mit erektiler Dysfunktion sollte eine Bewertung von kardiovaskulären Risikofaktoren und CVD-Anzeichen bzw. -Symptomen erwogen werden.	IIa	C

Relevante Gruppen

Lebensalter <50 Jahre

> Manche Personen unter 50 Jahren mit niedrigem absolutem CVD-Risiko haben ein hohes relatives oder Lebenszeit-Risiko für kardio-vaskuläre Erkrankungen und sollten mindestens eine Beratung zur Verbesserung ihrer Lebensweise angeboten bekommen.

> Bei manchen jüngeren Menschen sind einzelne kardiovaskuläre Risikofaktoren so stark ausgeprägt, dass sie selbst behandlungs-bedürftig sind, wie zum Beispiel Cholesterinwerte >8 mmol/l oder ein Blutdruck von ≥ 180/110 mmHg.

> Die wichtigste Gruppe unter 50 Jahren, die erkannt werden muss, sind Personen mit einer Familienanamnese von vorzeitiger CVD. Diese sollten auf familiäre Hypercholesterinämie getestet und entsprechend behandelt werden.

Empfehlung für Personen <50 Jahre

Empfehlung	Empf.-grad	Evidenz-grad
Es wird empfohlen, alle Personen unter 50 Jahren mit einer Familienanamnese von vorzeitiger CVD bei einem Verwandten ersten Grades (unter 55 Jahren bei Männern bzw. unter 65 Jahren bei Frauen) mit einem validierten klinischen Bewertungssystem auf familiäre Hypercholesterinämie zu screenen.	I	B

Ältere Menschen

> Alter ist der dominierende Einflussfaktor für kardiovaskuläres Risi-ko. Bei den meisten Personen ist das Risiko im Alter von 65 Jahren bereits (sehr) hoch.

> Vor allem bei sehr hohem Alter wird eine Behandlung des kardio-vaskulären Risikos kontrovers diskutiert. Daher sollten Empfehlungen zur Kontrolle von Risikofaktoren bei älteren Menschen mit Vorsicht und Bedacht erfolgen, Nebenwirkungen sollten engmaschig überwacht, und die Behandlung sollte in regelmäßigen Abständen neu überdacht werden.

> Mit den Patienten sollten Erwägungen zur Lebensqualität und einer möglichen Verlängerung der Lebenszeit besprochen werden, aber auch das ethische Dilemma, normale mit dem Alter verbundene Risiken zu behandeln, die Gesamtbelastung der Arzneimitteltherapie und die unvermeidliche Unsicherheit eines Therapiebenefits.

Gynäkologische Erkrankungen

> Eine Reihe gynäkologischer Komplikationen, insbesondere Präeklampsie und schwangerschaftsbedingte Hypertonie, sind mit einem höheren CVD-Risiko in späteren Lebensjahren assoziiert. Dieses erhöhte Risiko ist zumindest teilweise durch Hypertonie und Diabetes mellitus zu erklären.

Empfehlungen für gynäkologische Erkrankungen		
Empfehlung	**Empf.-grad**	**Evidenz-grad**
Bei Frauen, bei denen zuvor eine Präeklampsie und/oder schwangerschaftsbedingte Hypertonie aufgetreten sind, sollte ein regelmäßiges Screening auf Hypertonie und Diabetes mellitus in Betracht gezogen werden.	IIa	B
Bei Frauen, bei denen zuvor ein polyzystisches Ovarialsyndrom oder ein Schwangerschafts-Diabetes aufgetreten ist, sollte ein regelmäßiges Screening auf Diabetes mellitus in Betracht gezogen werden.	IIa	B
Bei Frauen, die eine oder mehrere Frühgeburten hatten, kann ein regelmäßiges Screening auf Hypertonie und Diabetes mellitus in Betracht gezogen werden.	IIb	B

Ethnische Minderheiten

> Das CVD-Risiko von Einwanderern unterscheidet sich von Gruppe zu Gruppe stark. Bei einer Herkunft aus Südasien oder der Subsahara ist das Risiko höher, bei Chinesen und Südamerikanern hingegen kleiner.

> Charakteristisch für Südasiaten ist eine hohe Prävalenz und gleichzeitig unzulängliche Behandlung von Diabetes mellitus.

> Die gegenwärtigen Algorithmen zur Risikoabschätzung gestatten keine angemessene Abschätzung des CVD-Risikos bei ethnischen Minderheiten.

Empfehlung für ethnische Minderheiten		
Empfehlung	Empf.-grad	Evidenz-grad
Bei einer CVD-Risikobewertung sollte die ethnische Herkunft berücksichtigt werden.	IIa	A

Risikofaktorintervention auf individueller Ebene

Verhaltensänderung

> Kognitiv-verhaltenstherapeutische Maßnahmen bieten einen effizienten Weg zur Unterstützung von Personen bei der Umstellung auf eine gesunde Lebensweise.

Empfehlungen zum Erleichtern von Verhaltensänderungen		
Empfehlung	**Empf.-grad**	**Evidenz-grad**
Bewährte kognitiv-verhaltenstherapeutische Strategien (z. B. motivierende Gesprächsführung) werden empfohlen, um eine Änderung der Lebensweise zu erleichtern.	I	A
Eine Beteiligung multidisziplinärer Fachkräfte des Gesundheitswesens (zum Beispiel Schwestern/Pfleger, Diätassistenten, Psychologen) wird empfohlen.	I	A
Bei Personen mit sehr hohem CVD-Risiko werden Ansätze empfohlen, bei denen medizinische Ressourcen mit Aufklärung über gesunde Lebensweise, körperliche Aktivität/Sport, Stressmanagement und Beratung zu psychosozialen Risikofaktoren kombiniert werden.	I	A

Psychosoziale Faktoren

> Mit einer Behandlung psychosozialer Risikofaktoren ist es möglich, psychosozialem Stress, Depression und Angstgefühlen entgegenzuwirken und damit eine Verhaltensänderung zu erleichtern, Lebensqualität und Prognose zu verbessern.

Empfehlungen für psychosoziale Faktoren		
Empfehlung	**Empf.-grad**	**Evidenz-grad**
Bei Patienten mit diagnostizierter CVD und psychosozialer Belastung werden kombinierte Verhaltensinterventionen unter Einbeziehung von Gesundheitserziehung, körperlicher Aktivität/Sport und psychologischer Therapie zur Bewältigung psychosozialer Risikofaktoren und der Erkrankung selbst empfohlen, um die psychosoziale Gesundheit zu verbessern.	I	A
Bei klinisch relevanten Symptomen von Depression, Angstgefühlen oder Feindseligkeit sollte eine Überweisung zur Psychotherapie, medikamentösen oder kooperativen Versorgung in Betracht gezogen werden.	IIa	A
Die Behandlung psychosozialer Risikofaktoren zur Prävention einer KHK sollte erwogen werden, wenn der Risikofaktor selbst behandlungsbedürftig ist (zum Beispiel Depression) oder die klassischen Risikofaktoren negativ beeinflusst.	IIa	B

> Regelmäßige körperliche Aktivität ist ein Eckpunkt der CV-Prävention; sie verringert die Sterblichkeit allgemein und aufgrund von kardiovaskulären Erkrankungen.

> Körperliche Aktivität steigert die Fitness und verbessert die geistige Gesundheit.

> Personen mit vorrangig sitzender Lebensweise sollten ermutigt werden, mit leichtem aerobem Fitnesstraining zu beginnen.

Empfehlungen für körperliche Aktivität/Sport		
Empfehlung	Empf.-grad	Evidenz-grad
Gesunden Erwachsenen aller Altersklassen wird mindestens 150 Minuten gemäßigtes aerobes Fitnesstraining in der Woche (je 30 Minuten an 5 Tagen/Woche) oder 75 Minuten/Woche intensives aerobes Fitnesstraining (je 15 Minuten an 5 Tagen/Woche) oder eine gleichwertige Kombination beider empfohlen.	I	A
Um den Nutzen bei gesunden Erwachsenen zu erhöhen, wird eine allmähliche Steigerung der Dauer von gemäßigtem aerobem Fitnesstraining auf 300 Minuten in der Woche bzw. auf 150 Minuten in der Woche bei intensivem aerobem Fitnesstraining empfohlen. Auch hier ist eine Kombination möglich.	I	A
Eine regelmäßige Erfassung und Beratung zur körperlichen/sportlichen Aktivität wird empfohlen, um das Engagement zu verbessern und nötigenfalls eine Steigerung der körperlichen/sportlichen Aktivität im Lauf der Zeit zu unterstützen.[a]	I	B
Personen mit geringem Risiko wird Sport uneingeschränkt empfohlen.	I	C
Sport sollte mehrmals die Woche betrieben werden, jeweils ≥ 10 Minuten dauern und gleichmäßig über die Woche verteilt werden, d.h. auf 4–5 Tage in der Woche, vorzugsweise täglich.	IIa	B
Personen mit bevorzugt sitzender Lebensweise mit CV-Risikofaktoren, die eine intensivere körperliche Aktivität beabsichtigen, sollten sich zuvor einer sorgfältigen klinischen Untersuchung (einschl. Belastungstest) unterziehen.	IIa	C

[a] Also der Häufigkeit pro Woche.

> Mit dem Rauchen aufzuhören, ist die kostenwirksamste Strategie zur CVD-Prävention.

> Es gibt überzeugende Beweise für die Wirksamkeit von Kurzinterventionen mit einer Beratung zum Thema Nichtrauchen, alle Arten von Nikotinersatztherapie (NRT), Bupropion, Vareniclin, eine erhöhte Wirksamkeit kombinierter Medikationen außer NRT plus Vareniclin. Am wirksamsten sind Kurzinterventionen mit Hilfen bei der Beendigung des Rauchens unter Einsatz von Arzneitherapie sowie Unterstützung im Langzeitverlauf.

> Elektronische Zigaretten (E-Zigaretten) könnten zwar das Nichtrauchen unterstützen, sollten aber derselben Vermarktungsbeschränkung wie Zigaretten unterliegen. 2 🔏

> Auch Passivrauchen ist mit einem starken Risiko behaftet. Aus diesem Grund sollten Nichtraucher geschützt werden.

Empfehlungen für den Umgang mit dem Thema Rauchen		
Empfehlung	Empf.-grad	Evidenz-grad
Es wird empfohlen, Raucher zu erkennen und ihnen wiederholt Unterstützung für das Nichtrauchen anzubieten mit Nachbetreuung, Nikotinersatztherapie, Vareniclin und Bupropion einzeln oder in Kombination.	I	A
Es wird empfohlen, mit dem Rauchen von Tabakwaren und anderen pflanzlichen Produkten aufzuhören, weil dieses ein unabhängiger und starker Kausalfaktor von CVD ist.	I	B
Ebenfalls wird empfohlen, Passivrauchen zu vermeiden.	I	B

---

2 🔏 Aus Sicht der Deutschen Gesellschaft für Kardiologie sollten elektronische Zigaretten bis zum Vorliegen belastbarer Studiendaten mit aller Vorsicht bewertet werden. Ein Kritikpunkt ist, dass durch eine zunehmende Akzeptanz von E-Zigaretten das konventionelle Zigarettenrauchen wieder stärker toleriert werden könnte, bzw. der Einstieg in das Rauchen insbesondere für junge Personen gebahnt werden könnte.

Die fünf wichtigsten Punkte für eine erfolgreiche Nichtraucherstrategie im Alltag	
Fragen:	Systematisch und bei jeder Gelegenheit den Raucherstatus abfragen.
Beraten:	Raucher unmissverständlich auf die Notwendigkeit hinweisen, mit dem Rauchen aufzuhören.
Bewerten:	Erkennen, inwieweit einer Person süchtig ist oder bereit ist, mit dem Rauchen aufzuhören.
Helfen:	Gemeinsam eine Strategie zum Nichtrauchen entwickeln, ein Datum festlegen, an dem mit dem Rauchen aufgehört wird, eine Verhaltensberatung und pharmakologische Unterstützung anbieten.
Planen:	Einen Zeitplan für die Nachbetreuung erstellen.

Ernährung und Körpergewicht

> Ernährungsgewohnheiten beeinflussen das Erkrankungsrisiko an CVD und anderen chronischen Krankheiten wie Krebs.

> Die Energieaufnahme sollte auf die Menge begrenzt werden, die für die Aufrechterhaltung (oder das Erreichen) eines gesunden Gewichts benötigt wird. Dies entspricht einem BMI $> 20,0$ und $< 25,0$ kg/m^2.

> Allgemein gilt, dass bei der Befolgung der Regeln für eine gesunde Ernährung keine Nahrungsergänzungsmittel benötigt werden.

> Übergewicht und Adipositas sind mit einem erhöhten Risiko für Tod aufgrund von CVD und Gesamtmortalität assoziiert. Die Gesamtmortalität ist (unter 60 Jahren) am niedrigsten bei einem BMI von 20-25 kg/m^2. Weiteres Abnehmen gilt nicht als zusätzlicher Schutz gegen CVD.

> Bei älteren Menschen ist ein gesundes Köpergewicht höher anzusetzen als bei jungen Personen und Personen mittleren Alters.

> Erreichen und Beibehaltung eines gesunden Gewichts wirken sich günstig auf metabolische Risikofaktoren wie Blutdruck, Blutfette und Glukosetoleranz aus und verringern das kardiovaskuläre Risiko.

Empfehlung	Empf.-grad	Evidenz-grad
Eine gesunde Ernährung ist bei allen Menschen ein Grundstein der CVD-Prävention.	I	B
Menschen mit gesundem Gewicht[a] wird empfohlen, dieses beizubehalten. Übergewichtigen und Fettleibigen wird empfohlen, möglichst bis zum Erreichen eines gesunden Gewichts abzunehmen, um Blutdruck, Dyslipidämie und das Diabetes-Typ-2-Risiko zu senken und damit das kardiovaskuläre Risikoprofil zu verbessern.	I	A

[a] BMI 20–25 kg/m². Es gibt Hinweise darauf, dass das optimale Gewicht von älteren Menschen höher ist als das von Jüngeren.

Eine gesunde Ernährung besteht aus

› Gesättigte Fettsäuren, nicht mehr als 10% der Gesamtenergieaufnahme, zu erreichen durch Ersatz mit mehrfach ungesättigten Fettsäuren.

› Trans-Fettsäuren: möglichst wenig, möglichst nicht aus verarbeiteten Lebensmitteln und < 1% der Gesamtenergieaufnahme aus natürlichen Quellen.

› < 5 g Salz täglich.

› 30-45 g Ballaststoffe täglich, möglichst aus Vollkornprodukten.

› ≥ 200 g Früchte täglich in 2–3 Portionen.

› ≥ 200 g Gemüse täglich in 2–3 Portionen.

› Fisch ein- bis zweimal in der Woche, einmal davon fettreichen Fisch.

› 30 g ungesalzene Nüsse täglich.

› Alkoholische Getränke nicht mehr als 2 Gläser (entsprechend 20 g Alkohol) täglich bei Männern und 1 Glas (entsprechend 10 g Alkohol) täglich bei Frauen.

› Vom Konsum gezuckerter Softdrinks und alkoholischer Getränke ist abzuraten.

Körperfette

› Low-density-Lipoprotein-Cholesterin (LDL-C) ist der primäre Zielparameter. Erhöhte Konzentrationen an LDL-C im Plasma sind kausal für Atherosklerose. Eine Erniedrigung der LDL-C-Werte senkt die Zahl von kardiovaskulären Ereignissen. [3]

---

3 Die europäischen Leitlinien und die Deutsche Gesellschaft für Kardiologie empfehlen weiterhin eine "treat to target"-Strategie zur Behandlung einer Dyslipidämie, und nicht das "fire and forget"-Konzept, das in den US-amerikanischen Guidelines empfohlen wird

> Alternativ zu LDL-C kann non-HDL-C (das nicht nüchtern bestimmt werden muss) als Zielparameter herangezogen werden (siehe Tabelle der Kernziele, Seite 8).

> Ein niedriger HDL-C-Wert ist assoziiert mit einem erhöhten kardiovaskulären Risiko; jedoch konnte durch eine Erhöhung des

Mögliche Interventionsstrategien je nach CV-Gesamtrisiko und LDL-C-Konze		
CV-Gesamtrisiko (SCORE) %	<70 mg/dl <1,8 mmol/l	70 bis <100 mg/dl 1,8 bis <2,6 mmol/l
<1%	Beratung zur Lebensweise	Beratung zur Lebensweise
Empfehlungsgrad/ Evidenzgrad	I/C	I/C
≥1% bis <5%	Beratung zur Lebensweise	Beratung zur Lebensweise
Empfehlungsgrad/ Evidenzgrad	I/C	I/C
≥5% bis <10%, bzw. hohes Risiko	Beratung zur Lebensweise	Beratung zur Lebensweise wenn unbehandelt, medikamentöse Therapie erwägen
Empfehlungsgrad/ Evidenzgrad	IIa/A	IIa/A
≥10% bzw. sehr hohes Risiko	Beratung zur Lebensweise, wenn unbehandelt, medikamentöse Therapie erwägen	Beratung zur Lebensweise plus medikamentöse Therap
Empfehlungsgrad/ Evidenzgrad	IIa/A	IIa/A

CV = kardiovaskulär.

Diese Übersicht dient lediglich als Orientierungshilfe zur Beantwortung der Frage, ob ein Medikament verordnet werden sollte. Letzten Endes muss dies vom Arzt selbst unter Berücksichtigung der persönlichen Umstände des Patienten beurteilt werden. Diese Risikoabschätzung gilt aber nicht bei familiärer Hypercholesterinämie, bei der ein Medikament empfohlen wird. Weiterhin kann eine Arzneimitteltherapie bei geringerem Risiko als bei den oben genannten Behandlungsschwellenwerten in Betracht gezogen werden. So kann eine Behandlung unter Umständen bei Personen mit mäßigem Risiko (1–5 %) in Betracht gezogen werden, sofern die Patienten

HDL-C-Werts keine Verringerung des kardiovaskulären Risikos erreicht werden.

› Es wird allen eine Änderung der Lebensweise und der Ernährungsgewohnheiten empfohlen.

› Das CV-Gesamtrisiko sollte die Intensität der Bemühungen bestimmen.

LDL-C-Konzentration

0 bis <155 mg/dl 5 bis <4,0 mmol/l	155 bis <190 mg/dl 4,0 bis <4,9 mmol/l	≥190 mg/dl ≥4,9 mmol/l
Beratung zur Lebensweise	Beratung zur Lebensweise	Beratung zur Lebensweise, wenn unbehandelt, medikamentöse Therapie erwägen
	I/C	IIa/A
Beratung zur Lebensweise, wenn unbehandelt, medikamentöse Therapie erwägen	Beratung zur Lebensweise, wenn unbehandelt, medikamentöse Therapie erwägen	Beratung zur Lebensweise, wenn unbehandelt, medikamentöse Therapie erwägen
/A	IIa/A	I/A
Beratung zur Lebensweise us medikamentöse Therapie	Beratung zur Lebensweise plus medikamentöse Therapie	Beratung zur Lebensweise plus medikamentöse Therapie
A	I/A	I/A
Beratung zur Lebensweise us medikamentöse Therapie	Beratung zur Lebensweise plus medikamentöse Therapie	Beratung zur Lebensweise plus medikamentöse Therapie
	I/A	I/A

ausreichend über die limitierte Senkung des absoluten Risikos informiert werden. Bei einem höheren Risiko (5–10 %) hat die medikamentöse Therapie einen etwas größeren absoluten Nutzen und sollte zumindest in Erwägung gezogen werden. Bei sehr hohem Risiko (≥10 %) wird dringend zu einer Arzneimitteltherapie geraten. Wenn der LDL-C-Ausgangswert in dieser Kategorie niedriger als der Zielwert von 1,8 mmol/l ist, ist der Nutzen einer Statintherapie weniger sicher, aber möglicherweise doch gegeben.

Diabetes mellitus

Typ-2-Diabetes

> In jüngerer Zeit gibt es deutliche Hinweise auf eine beträchtliche Reduktion der CVD-Mortalität bei Diabetes-mellitus-Patienten aufgrund einer Verbesserung des Risikofaktor-Managements. Der weltweite Anstieg der Prävalenz von Diabetes mellitus stellt jedoch eine immer größere Herausforderung dar. Für die Prävention von Diabetes mellitus sollte mehr getan werden. Sehr wichtig ist eine multidisziplinäre Vorgehensweise.

> Zentral sein sollte eine Steuerung der Lebensweise um die Gewichtskontrolle durch eine nachhaltige Änderung der Ernährungsgewohnheiten und mehr körperliche Aktivität/Sport zu fördern.

> Eine intensive Behandlung der Hyperglykämie senkt das Risiko von mikrovaskulären Komplikationen und in einem geringeren Maß das CVD-Risiko. Allerdings sollten die Zielwerte nicht so hoch gesteckt sein bei älteren Menschen, Gebrechlichen, Langzeit-Diabetes-Patienten und Patienten, die bereits unter CVD leiden.

> Eine intensive Behandlung des Blutdrucks bei Diabetes mellitus mit einem systolischen Zielwert von 140 mmHg senkt das Risiko für makro- und mikrovaskuläre Komplikationen. Ein niedrigerer systolischer Zielwert von 130 mmHg reduziert zusätzlich die Risiken für Schlaganfall, Retinopathie und Albuminurie und sollte bei ausgewählten Patienten angestrebt werden.

> Eine Senkung der Blutfettwerte ist ein Schlüsselansatzpunkt zur Senkung des CVD-Risikos sowohl bei Typ-2- als auch bei Typ-1-Diabetes mellitus. Für alle Patienten ab einem Alter von 40 Jahren sowie für ausgewählte jüngere Patienten mit erhöhtem Risiko werden Statine als Therapie der Wahl empfohlen.

> Bei Diabetes mellitus-Patienten, die bereits unter CVD leiden, senkte die Behandlung mit einem Natrium-Glukose-Co-Transporter 2 (SGLT2)-Hemmer deutlich die CVD- und die Gesamtmortalität und HI-bedingte Krankenhausaufenthalte, ohne größere Nebenwirkungen. Bei solchen Patienten sollte eine Behandlung

mit SGLT2-Hemmern bereits frühzeitig im Verlauf ihrer Diabetes-Therapie in Betracht gezogen werden.

> CVD- und Mortalitätsrisiko sind bei Typ-1-Diabetes mellitus-Patienten gesunken, sind aber bei Patienten mit sehr schlechter Blutzuckereinstellung oder Hinweisen auf eine Nierenkrankheit noch inakzeptabel hoch.

> Eine gut kontrollierte Einstellung der Hyperglykämie bei Diabetes mellitus senkt das Risiko für makrovaskuläre Komplikationen und vorzeitige Mortalität; für HbA1c wird ein Zielwert von 6,5–7,5 % (48–58 mmol/mol) empfohlen.

> Bei der Mehrheit der Typ-1-Diabetes mellitus-Patienten liegt der angestrebte Blutdruckwert bei 130/80 mmHg.

> Bei der Mehrzahl der Patienten über 40 Jahre und bei Jüngeren mit Hinweisen auf Nephropathie oder mit multiplen Risikofaktoren werden Lipidsenker zur Senkung von LDL-C empfohlen.

Empfehlungen für die Behandlung von Diabetes		
Empfehlung	Empf.-grad	Evidenz-grad
Eine Änderung der Lebensweise einschließlich Nichtrauchen, fettarme, ballaststoffreiche Ernährung, aerobes Fitnesstraining und Krafttraining wird empfohlen.	I	A
Den Patienten wird eine geringere Energieaufnahme empfohlen, um abzunehmen oder nicht zuzunehmen.	I	B
Bei den meisten nicht schwangeren Erwachsenen mit Typ-1- oder Typ-2-Diabetes mellitus wird für HbA1c ein Zielwert von < 7,0 % (< 53 mmol/mol) empfohlen, um das Risiko von CVD und mikrovaskulären Komplikationen bei Diabetes mellitus zu erniedrigen.	I	A
Bei Patienten mit lang andauernder Diabetes mellitus, älteren Menschen, gebrechlichen Patienten oder mit manifester CVD sollte eine weniger strikte Einhaltung des HbA1c-Zielwerts in Betracht gezogen werden.	IIa	B

Empfehlung	Empf.-grad	Evidenz-grad
Bei Typ-2-Diabetes mellitus wird unmittelbar nach der Diagnose oder bei kurzem Krankheitsverlauf für HbA1c ein Zielwert von ≤ 6,5% (≤ 48 mmol/mol) empfohlen, mit der Ausnahme von gebrechlichen Patienten und Patienten mit manifester CVD.	IIa	B
Bei einem Screening auf Diabetes mellitus (sei es mit oder ohne manifeste CVD) sollte die Bestimmung von HbA1c (Blutabnahme auch bei nicht nüchternen Patienten möglich) oder der Nüchternblutglukose in Betracht gezogen werden. Liegen danach immer noch Zweifel vor, kann ein oraler Glukosetoleranztest angeboten werden.	IIa	A
Als Therapie der Wahl wird Metformin empfohlen, wenn es vertragen wird und nicht – nach einer Beurteilung der Nierenfunktion – kontraindiziert ist.	I	B
Bei Patienten mit fortgeschrittener Krankheit sollte die Vermeidung einer Hypoglykämie und exzessiver Gewichtszunahme angestrebt werden und es sollten individuelle Pläne bezüglich der Behandlungsstrategie und der eingesetzten Medikamente entwickelt werden.	IIa	B
Bei Patienten mit Typ-2-Diabetes mellitus und CVD sollte bereits nach kurzer Erkrankung die Verordnung eines SGLT2-Hemmers in Betracht gezogen werden, um das kardiovaskuläre Risiko und die Gesamtmortalität zu senken.	IIa	B
Um das kardiovaskuläre Risiko bei allen Patienten mit Typ-2- oder Typ-1-Diabetes mellitus ab einem Alter von 40 Jahren zu senken, werden Lipidsenker (vor allem Statine) empfohlen.	I	A
Lipidsenker (vor allem Statine) können auch bei Patienten unter 40 Jahren in Betracht gezogen werden, wenn das Risiko deutlich erhöht ist aufgrund mikrovaskulärer Komplikationen oder multipler kardiovaskulärer Risikofaktoren.	IIb	A
Bei Diabetes mellitus-Patienten mit sehr hohem Risiko (siehe Tabelle Risikokategorien auf Seite 20) wird empfohlen, eine LDL-C-Zielkonzentration < 1,8 mmol/l (< 70 mg/dl) oder eine Senkung um 50% anzustreben, wenn der LDL-C-Ausgangswert zwischen 1,8 und 3,5 mmol/l (70 und 135 mg/dl), liegt.[a] Bei Diabetes mellitus-Patienten mit hohem Risiko (siehe Tabelle Risikokategorien auf Seite 20) wird empfohlen, eine LDL-C-Zielkonzentration < 2,6 mmol/l (< 100 mg/dl) oder eine Senkung um 50% anzustreben, wenn der LDL-C-Ausgangswert zwischen 2,6 und 5,2 mmol/l (100 und 200 mg/dl) liegt.[a]	I	B

Empfehlungen für die Behandlung von Diabetes (Fortsetzung)		
Empfehlung	Empf.-grad	Evidenz-grad
Zwar werden bei Typ-2-Diabetes mellitus allgemein Blutdruck-Ziele von < 140/85 mmHg empfohlen, aber bei ausgewählten Patienten (zum Beispiel jüngere Patienten mit erhöhtem Risiko für bestimmte Komplikationen) wird < 130/80 mmHg empfohlen wegen des Zusatznutzens beim Schlaganfall-, Retinopathie- und Albuminurie-Risiko. Ein Renin-Angiotensin-Aldosteron-System-blocker wird zur Behandlung von Hypertonie bei Diabetes mellitus empfohlen, insbesondere bei bestehender Proteinurie oder Mikroalbuminurie. Empfohlene Blutdruck-Zielwerte bei Patienten mit Typ-1-Diabetes mellitus sind < 130/80 mmHg.	I	B
Medikamente, die HDL-C erhöhen, um einer CVD bei Typ-2-Diabetes mellitus vorzubeugen, werden nicht empfohlen.	III	A
Eine Therapie mit Thrombozytenaggregationshemmern (zum Beispiel ASS) wird bei Patienten mit Diabetes mellitus ohne CVD nicht empfohlen.	III	A

SGLT2 = Natrium-Glukose-Co-Transporter 2.

ᵃ Non-HDL-C ist ein sinnvoller und praktischer alternativer Zielparameter, weil er auch nicht nüchtern gemessen bestimmt werden kann. Sekundäre Zielkonzentrationen an Non-HDL-C von < 2,6 und < 3,4 mmol/l (< 100 und < 130 mg/dl) werden empfohlen bei Patienten mit sehr hohem bzw. hohem Risiko.

Hypertonie

> Erhöhter Blutdruck ist ein Hauptrisikofaktor für kardiovaskuläre und Hirngefäßerkrankungen.

> Die Entscheidung eine antihypertensive Therapie zu beginnen hängt von der Blutdruckhöhe und vom kardiovaskulären Gesamtrisiko ab.

> Der Nutzen der Behandlung wird wesentlich von der Blutdruck-Senkung per se bestimmt, nicht vom verwendeten Wirkstofftyp.

> Bei den meisten Patienten bedarf die Einstellung des Blutdrucks einer Kombinationstherapie.

Empfehlungen für die Behandlung der Hypertonie

Empfehlung	Empf.-grad	Evidenz-grad
Bei allen Patienten mit Hypertonie, aber auch bei Personen mit hoch-normalem Blutdruck wird eine Änderung der Lebensweise empfohlen: Kontrolle des Körpergewichts, vermehrte körperliche Aktivität/Sport, wenig Alkohol, wenig Natrium, viele Früchte, viel Gemüse und fettarme Milchprodukte.	I	A
Da die wichtigsten Klassen von Antihypertensiva (Diuretika, ACE-Hemmer, Calciumantagonisten, ARB und Betablocker) keine größeren Unterschiede in ihrer blutdrucksenkenden Wirksamkeit aufweisen, werden sie ohne Unterscheidung empfohlen.	I	A
Bei asymptomatischen Patienten mit Hypertonie ohne CVD, CKD oder Diabetes mellitus wird empfohlen, anhand des SCORE-Modells das kardiovaskuläre Gesamtrisiko zu ermitteln.	I	B
Eine Arzneimitteltherapie wird empfohlen bei Patienten mit Hypertonie Grad 3 ohne Beachtung des kardiovaskulären Risikos sowie bei Patienten mit Hypertonie Grad 1 oder 2 mit sehr hohem kardiovaskulären Risiko (siehe Tabelle Risikokategorien auf Seite 20).	I	B
Eine Arzneimitteltherapie sollte in Betracht gezogen werden bei Patienten mit Hypertonie Grad 1 oder 2 mit hohem kardiovaskulären Risiko (siehe Tabelle Risikokategorien auf Seite 20).	IIa	B
Bei Patienten mit niedrigem bis mittlerem kardiovaskulären Gesamtrisiko und mit Hypertonie Grad 1 oder 2 wird eine Änderung der Lebensweise empfohlen.	I	B
Bei Patienten mit niedrigem bis mittlerem kardiovaskulären Gesamtrisiko und mit Hypertonie Grad 1 oder 2 kann eine Arzneimitteltherapie erwogen werden, wenn die Änderung der Lebensweise nicht zur Blutdruck-Senkung ausreicht.	IIb	B
Zielwerte von < 140 mmHg für den systolischen Blutdruck und < 90 mmHg für den diastolischen Blutdruck werden für alle behandelten Hochdruckpatienten < 60 Jahre empfohlen.	I	B
Bei Patienten > 60 Jahre mit systolischem Blutdruck ≥ 160 mmHg wird empfohlen, den systolischen Blutdruck auf einen Wert zwischen 150 und 140 mmHg zu senken.	I	B
Bei fitten Patienten < 80 Jahre kann ein Zielwert für den systolischen Blutdruck < 140 mmHg angestrebt werden, wenn die Behandlung gut vertragen wird. Bei einigen dieser Patienten kann sogar ein Zielwert für den systolischen Blutdruck < 120 mmHg angestrebt werden, wenn das Risiko (sehr) hoch ist und eine Kombination mit mehreren Blutdruck-Senkern vertragen wird.	IIb	B

Empfehlungen für die Behandlung der Hypertonie (Fortsetzung)

Empfehlung	Empf.-grad	Evidenz-grad
Bei Personen >80 Jahre mit einem systolischen Blutdruck-Ausgangswert ≥ 160 mmHg wird empfohlen, den Wert auf 150–140 mmHg zu senken, wenn diese in einem guten körperlichen und geistigen Zustand sind.	I	B
Bei gebrechlichen älteren Patienten sollte die Behandlung möglichst zurückhaltend durchgeführt werden – zum Beispiel möglichst wenige Blutdruck-Senker und genau überlegte Blutdruck-Zielwerte – und die klinische Wirkung der Behandlung sollte sorgfältig überwacht werden.	IIa	B
Bei Patienten mit einem stark erhöhten Blutdruck-Ausgangswert oder hohem kardiovaskulären Risiko kann die Einleitung einer blutdrucksenkenden Therapie mit einer Kombination aus zwei Wirkstoffen erwogen werden, vorzugsweise zur Verbesserung der Compliance mit festen Dosierungen in einem einzigen Medikament kombiniert.	IIb	C
Wegen des erhöhten Diabetes mellitus-Risikos wird bei hypertensiven Patienten mit multiplen metabolischen Risikofaktoren[a] von Betablockern und Thiaziddiuretika abgeraten.	III	B

BP = Blutdruck; CKD = chronische Nierenkrankheit.
[a] Übergewicht, Adipositas, Dyslipidämie, gestörte Glukosetoleranz.

Blutdruck-Schwellenwerte für die Definition von Hypertonie bei unterschiedlichen Arten der Blutdruck-Messung

	systolischer Blutdruck (mmHg)	diastolischer Blutdruck (mmHg)
Praxis oder Klinik	140	90
24-Stunden-Messung	125–130	80
Tagsüber	130–135	85
Nachts	120	70
zu Hause	130–135	85

Bevorzugte Wirkstoffe bei bestimmten Krankheiten

Krankheit	Wirkstoff
Asymptomatische Organschäden	
LVH	ACEI, Calciumantagonist, ARB
Asymptomatische Atherosklerose	Calciumantagonist, ACEI
Mikroalbuminurie	ACEI, ARB
Nierenfunktionsstörungen	ACEI, ARB
Klinisches kardiovaskuläres Ereignis	
Nach Schlaganfall	Jeglicher wirksame Blutdruck-Senker
Nach Myokardinfarkt	Betablocker, ACEI, ARB
Angina pectoris	Betablocker, Calciumantagonist
Herzinsuffizienz	Diuretikum, Betablocker, ACEI, ARB, Mineralkortikoidrezeptor-Antagonist
Aortenaneurysma	Betablocker
Vorhofflimmern: Prävention	ARB, ACEI, Betablocker oder Mineralkortikoidrezeptor-Antagonisten in Erwägung ziehen
Vorhofflimmern: Frequenzkontrolle	Betablocker, Calciumantagonist, aber kein Dihydropyridin
ESRD/Proteinurie	ACEI, ARB
Periphere arterielle Verschlusskrankheit	ACEI, Calciumantagonist
Weitere	
ISH (ältere Menschen)	Diuretikum, Calciumantagonist
Diabetes mellitus	ACEI, ARB
Schwangere	Methyldopa, Betablocker, Calciumantagonist
Schwarze	Diuretikum, Calciumantagonist

Diuretikum = Thiazid oder Thiazidähnliches; ESRD = terminales Nierenversagen; ISH = isolierte systolische Hypertonie; LVH = linksventrikuläre Hypertrophie.

》 Von Thrombozytenaggregationshemmern wird bei Menschen ohne CVD wegen des erhöhten Risikos starker Blutungen abgeraten.

Empfehlungen für Thrombozytenaggregationshemmer		
Empfehlung	**Empf.-grad**	**Evidenz-grad**
Bei akutem Koronarsyndrom wird eine 12-monatige Behandlung mit einem P2Y$_{12}$-Inhibitor zusätzlich zu ASS empfohlen, solange keine Kontraindikationen vorliegen wie ein starkes Blutungsrisiko.	I	A
Bei Patienten mit hohem Blutungsrisiko kann eine kürzere Behandlung mit einem P2Y$_{12}$-Inhibitor für 3–6 Monate nach einer DES-Implantation in Betracht gezogen werden.	IIb	A
Nach einer sorgfältigen Bewertung des Ischämie- und Blutungsrisikos des Patienten kann eine Behandlung mit einem P2Y$_{12}$-Inhibitor zusätzlich zu ASS für mehr als 1 Jahr in Betracht gezogen werden.	IIb	A
In der chronischen Phase (> 12 Monate) nach einem Myokardinfarkt wird ASS empfohlen.	I	A
Bei Patienten mit einem nicht-kardioembolischen ischämischen Schlaganfall oder TIA wird eine Prävention mit ASS allein oder Dipyridamol plus ASS oder Clopidogrel allein empfohlen.	I	A
Prasugrel wird bei Patienten mit stabiler KHK nicht empfohlen. Ticagrelor wird bei Patienten mit stabiler KHK ohne vorherigem ACS nicht empfohlen.	III	C
Bei Patienten mit nicht-kardioembolischen zerebralen ischämischen Ereignissen wird eine Antikoagulation nicht empfohlen.	III	B
Von einem Thrombozytenaggregationshemmer wird abgeraten bei Menschen ohne CVD, weil bei diesen das Risiko starker Blutungen erhöht ist.	III	B

DES = Medikamente-freisetzender Stent (drug eluting stent).

> Bei Personen mit hohem Risiko und bei Patienten mit CVD ist die medikamentöse Adhärenz gering.

Empfehlungen für eine Verbesserung der Arzneimittel-Compliance		
Empfehlung	Empf.-grad	Evidenz-grad
Es wird empfohlen, das medikamentöse Behandlungsregime bis zum niedrigsten akzeptierbaren Niveau zu vereinfachen und dies mit wiederholter Kontrolle und Feedback zu kombinieren. Bei anhaltender Non-Adhärenz werden wiederholte oder kombinierte Verhaltensinterventionen empfohlen.	I	A
Es wird empfohlen, dass die medikamentöse Adhärenz regelmäßig von Ärzten bewertet wird und diese ggf. nach den Gründen für eine Non-Adhärenz suchen, um zukünftige Interventionen für einzelne Patienten maßzuschneidern.	I	C
Es kann überlegt werden, ob sich durch eine „Polypill"-Strategie oder eine Kombinationstherapie die Adhärenz verbessern lässt.	IIb	B

Krankheitsspezifische Maßnahmen auf individueller Ebene

Vorhofflimmern

> Eine Hypertonie bei Patienten mit Vorhofflimmern verdoppelt deren Risiko von kardiovaskulären Komplikationen und muss bei allen Schweregraden behandelt werden.

Empfehlungen bei Vorhofflimmern		
Empfehlung	Empf.-grad	Evidenz-grad
Es wird empfohlen, das Schlaganfall-Risiko mit dem CHA_2DS_2-VASc- oder dem $CHADS_2$-Score und das Blutungsrisiko (HAS-BLED) zu beurteilen und eine antithrombotische Therapie zu erwägen.	I	A
Bei Patienten ≥ 65 Jahre oder solchen mit Diabetes wird zur Diagnose eines Vorhofflimmerns empfohlen, ein Screening durch Abtasten des Pulses durchzuführen und bei einem unregelmäßigen Puls ein EKG vorzunehmen.	I	B

› Prävention ist ein entscheidender Faktor für das kurz- und langfristige Ergebnis bei KHK. Sie sollte so frühzeitig wie möglich eingeleitet werden, mit einem multidimensionalen Ansatz, der Durchführbarkeit und Wirksamkeit berücksichtigt. Eine entsprechende Planung sollte bereits bei Entlassung erwogen werden.

Empfehlungen bei koronarer Herzkrankheit			
	Empfehlung	Empf.-grad	Evidenz-grad
Patienten-Bewertung	Klinische Anamnese einschließlich der konventionellen Risikofaktoren für die Entstehung einer KHK (wie zum Beispiel Glukosestatus) mit Prüfung des klinischen Verlaufs (mit oder ohne Komplikationen) des ACS wird empfohlen.	I	A
	Eine körperliche Untersuchung wird empfohlen.	I	C
	Das EKG ist ein Prädiktor des frühen Risikos: Es wird empfohlen, ein 12-Kanal-EKG durchzuführen und von einem erfahrenen Arzt interpretieren zu lassen. Es wird empfohlen, ein weiteres 12-Kanal-EKG durchzuführen, wenn die Symptome rezidivieren oder die Diagnose unsicher ist.	I	B
	Weitere EKG-Ableitungen (V3R, V4R, V7–V9) werden empfohlen, wenn bei nicht schlüssigen Standardableitungen eine akute Ischämie vermutet wird.	I	C
	Ein transthorakales Echokardiogramm in Ruhe wird bei allen Patienten empfohlen für: a) Ausschluss alternativer Ursachen für eine Angina pectoris; b) regionale Wandbewegungsstörungen mit Verdacht auf KHK; c) Messung der LVEF zur; d) Bewertung der diastolischen Funktion.	I	B
	Bei Patienten mit Verdacht auf HI sollte eine Thorax-Röntgenuntersuchung in Betracht gezogen werden.	IIa	C
	Eine Bewertung potentieller Ursachen für Arrhythmien (ventrikuläre Arrhythmien, Vorhofflimmern und weitere supraventrikuläre Tachyarrhythmien sowie Bradykardie, AV-Block, und intraventrikuläre Leitungsstörungen) wird empfohlen.	I	A
	Eine ambulante Überwachung sollte in Betracht gezogen werden bei Patienten mit Verdacht auf Arrhythmie.	IIa	C

	Empfehlung	Empf.-grad	Evidenz-grad
Patienten-Bewertung	Belastungstests sollten in Betracht gezogen werden, um die Wirksamkeit der Arzneimittelbehandlung zu bewerten oder auch nach einer Revaskularisation sowie zur Unterstützung der Verordnung von körperlicher Aktivität/Sport nach Kontrolle der Symptome.	IIa	B
	Die Belastungsfähigkeit und die ischämische Schwelle sollten anhand eines Maximalbelastungstests ermittelt werden (wenn möglich mit Ergospirometrie), um einen Trainingsplan für körperliche Aktivität/Sport aufzustellen.	IIa	B
	Bei Patienten mit EKG-Anomalitäten in Ruhe, die einer zuverlässigen Interpretation der EKG-Änderungen während einer Belastung entgegenstehen, wird ein Belastungstest in Kombination mit einem bildgebenden Verfahren empfohlen	I	B
	Ein Belastungstest mit einem bildgebenden Verfahren sollte in Betracht gezogen werden, um den funktionellen Schweregrad von in der Koronararteriographie gefundenen mittelschweren Läsionen zu bestimmen.	IIa	B
Beratung zu körperlicher Aktivität/Sport	Wenn körperliche Aktivität/Sport mit einer Belastungskapazität > 5 MET ohne Symptome gelingt, wird eine Rückkehr zu körperlicher Aktivität/Sport im Routinebereich empfohlen. Andernfalls sollte der Patient körperliche Aktivität/Sport mit 50% der maximalen Belastungskapazität wieder aufnehmen und sich allmählich steigern. Körperliche Aktivität/Sport sollte Aktivitäten wie Gehen, Treppensteigen, Radfahren und überwachtes medizinisch verschriebenes aerobes Fitnesstraining kombinieren.	I	B
Körperliche Aktivität/Sport	Für Patienten mit niedrigem Risiko werden wenigstens 2 Stunden/Woche aerobes Fitnesstraining bei 55–70 % der maximalen Belastung (MET) oder der Herzfrequenz bei Einsetzen der Symptome (≥ 1500 kcal/Woche) empfohlen. Es wird empfohlen, für Patienten mit mittlerem bis hohem Risiko individuelle Programme zu erstellen, die mit < 50% der maximalen Belastung (MET) beginnen, Krafttraining, mindesten 1 Stunde/Woche, 10–15 je Übungsset zur Vermeidung übermäßiger Ermüdung.	I	B

Empfehlungen bei koronarer Herzkrankheit (Fortsetzung)

	Empfehlung	Empf.-grad	Evidenz-grad
Ernährung/ Ernäh- rungsbera- tung	Es wird empfohlen, die Kalorienzufuhr an den Energieverbrauch (körperliche Aktivität/Sport) anzupassen, um einen gesunden BMI zu erreichen und beizubehalten. Es wird eine Ernährungsweise empfohlen, die arm an Cholesterin und gesättigten Fetten ist.	I	C
Gewichts- kontrolle	Normalgewichtigen KHK-Patienten sollte geraten werden eine Gewichtszunahme zu vermeiden. Bei jedem Patientenbesuch wird empfohlen, regelmäßig zur Gewichtskontrolle durch eine ausgewogene Kombination von körperlicher Aktivität/Sport, Kalorienzufuhr und formelle Verhaltensprogramme zu ermutigen, wenn es angeraten ist, einen gesunden BMI zu erreichen und beizubehalten. Bei einem Taillenumfang ≥ 80 cm bei Frauen bzw. ≥ 94 cm bei Männern wird empfohlen, die Lebensweise zu ändern und die angeführten Behandlungsstrategien in Betracht zu ziehen.	I	B
Kontrolle der Fettauf- nahme	Je nach Lipidprofil wird eine Therapie mit Statin empfohlen.	I	B
	Eine jährliche Kontrolle von Lipiden, Glukosestoff- wechsel und Kreatinin wird empfohlen.	I	C
Blutdruck- Über- wachung	Eine strukturierte Vorgehensweise wird empfohlen.	I	B
Rauchen	Eine strukturierte Vorgehensweise wird empfohlen.	I	B
Psychoso- ziales Manage- ment	Ein Screening auf psychosoziale Risikofaktoren sollte in Betracht gezogen werden.	IIa	B
	Multimodale Verhaltensinterventionen werden empfohlen.	I	A

LVEF = linksventrikuläre Ejektionsfraktion.

> Die CVD-Prävention sollte bei HI-Patienten so früh wie möglich beginnen. Sie bedarf einer vielgestaltigen ganzheitlichen Strategie.

	Empfehlung	Empf.-grad	Evidenz-grad
Patienten-Bewertung	Die Kontrolle des Flüssigkeitsstatus anhand der Bewertung von Symptomen und Anzeichen wird empfohlen.	I	B
	Die Erkennung auslösender kardiovaskulärer und nicht-kardiovaskulärer Faktoren wird empfohlen.	I	B
	Transthorakale Echokardiographie ist die Methode der Wahl für die Bewertung der systolischen und diastolischen Myokardfunktion der linken und rechten Herzkammer.	I	A
	Bei allen Patienten mit HI wird ein 12-Kanal-EKG empfohlen, um Herzrhythmus, Herzfrequenz, QRS-Morphologie und -dauer zu bestimmen und andere relevante Anomalitäten zu erkennen. Diese Informationen werden für die Planung und Überwachung einer Behandlung benötigt.	I	C
	Die folgenden diagnostischen Tests werden empfohlen für die Erstbewertung eines Patienten mit neu diagnostizierter HI, um dessen Eignung für bestimmte Therapien, sowie reversible/behandelbare Ursachen der HI und mit HI interferierende Komorbiditäten zu erkennen: Bluttests (natriuretische Peptide, großes Blutbild – Hämoglobin/Hämatokrit, Leukozyten- und Thrombozytenzahl, Kalium, Natrium, Kreatinin mit geschätzter GFR, C-reaktives Protein, Harnsäure, Leberfunktionstests, Nüchternglukose, HbA1c, Nüchtern-Lipidprofil, Thyroidea-stimulierendes Hormon, Ferritin, Transferrinsättigung, Eisen/TEBK).	I	B
	Bei Patienten, die wegen akuter HI aufgrund klinischer Indikationen eingewiesen werden, sollten weitere Labortests in Betracht gezogen werden.	IIa	C
	Eine Thorax-Röntgenuntersuchung wird bei Patienten mit HI empfohlen, um andere (Lungen-)Krankheiten zu diagnostizieren oder auszuschließen, die zu Dyspnoe beitragen können. Damit kann auch Lungenstauung und -ödem nachgewiesen werden, und sie ist besonders hilfreich bei Patienten mit vermuteter akuter HI.	I	C

	Empfehlung	Empf.-grad	Evidenz-grad
Patienten-Bewertung	Belastungstests (wenn möglich mit Ergospirometrie) werden bei Patienten mit HI empfohlen, um einen Trainingsplan für körperliche Aktivität/Sport aufzustellen und die Ursache einer ungeklärten Dyspnoe zu finden.	IIa	C
	Zur Diagnose einer reversiblen Myokardischämie können bei Patienten mit HI Belastungstests (wenn möglich mit Ergospirometrie) in Betracht gezogen werden.	IIb	C
	Belastungstests (wenn möglich mit Ergospirometrie) werden bei Patienten mit HI im Rahmen der Abklärung empfohlen, inwieweit sie für eine Herztransplantation und/oder mechanische Kreislaufunterstützung infrage kommen.	I	C
	In ausgewählten klinischen Situationen sollten bildgebende Verfahren und nicht bildgebende diagnostische Tests in Betracht gezogen werden.	IIa	B
	Beratung zu körperlicher Aktivität/Sport wird empfohlen.	I	B
Körperliche Aktivität/ Sport	Aerobes Fitnesstraining wird empfohlen.	I	A
	Bei einzelnen Patienten kann hochintensives Intervalltraining in Betracht gezogen werden.	IIb	B
	Atemtraining sollte in Betracht gezogen werden.	IIa	B
	Krafttraining kann in Betracht gezogen werden.	IIb	C
	Gewichtskontrolle, Kachexie- und Adipositas-Management werden empfohlen.	I	C
	Ernährungsberatung sollte in Betracht gezogen werden.	IIa	C
Psychosoziales Management	Psychosoziales Screening sollte in Betracht gezogen werden.	IIa	C
	Psychosoziales Management wird empfohlen.	I	A
	Selbstbehandlungsmanagement sollte in Betracht gezogen werden.	IIa	B
	Eine Überwachung der häuslichen Pflege sollte in Betracht gezogen werden.	IIa	B

TEBK = totale Eisenbindungskapazität.

Das kardiovaskuläre Risikomanagement bei Patienten mit vorheriger TIA oder einem ischämischen Schlaganfall ist allgemein mit dem bei Patienten mit anderen ischämischen Komplikationen von Atherosklerose vergleichbar. Allerdings kann die Behandlung je nach Schlaganfalltyp (ischämischer Schlaganfall, intracerebrale Blutung, Subarachnoidalblutung oder Sinusthrombose) und -ursache unterschiedlich ausfallen.

Empfehlung für Hirngefäßerkrankungen

Empfehlung	Empf.-grad	Evidenz-grad
Bei Patienten mit TIA oder Schlaganfall wird empfohlen, die Ursache des Ereignisses zu eruieren und ein auf den Typ und die Ursache des Schlaganfalls maßgeschneidertes CVD-Präventionsprogramm zu erstellen (spezifische Leitlinien liegen vor).	I	A

Periphere arterielle Verschlusskrankheit

> Periphere arterielle Verschlusskrankheit (PAVK) verläuft bei einer Vielzahl von Patienten asymptomatisch.

> Die Präventivbehandlung ist identisch mit der bei Koronar- und Carotis-Prävention, jedoch fehlen spezifische Studien für die PAVK-Population und spezifische Behandlungsziele.

Empfehlungen bei peripherer arterieller Verschlusskrankheit		
Empfehlung	Empf.-grad	Evidenz-grad
Bei allen PAVK-Patienten wird eine Kontrolle des Blutdrucks auf Werte unter 140/90 mmHg empfohlen.	I	A
Thrombozytenaggregationshemmer werden empfohlen.	I	A
Eine Statintherapie wird empfohlen.	I	A
Bei hypertensiven Patienten mit symptomatischer PAVK wird eine ACEI-Therapie empfohlen.	I	A
Allen Patienten mit PAVK wird körperliche Aktivität/Sport empfohlen.	I	A
Raucher mit PAVK sollen unterstützt werden, das Rauchen zu beenden.	I	B
Bei nicht hypertensiven Patienten mit symptomatischer PAVK sollte eine ACEI-Therapie in Betracht gezogen werden.	IIa	A
Betablocker sollten in Betracht gezogen werden.	IIa	B

Maßnahmen auf Bevölkerungsebene

Bevölkerungsweite Ansätze bei der Ernährung

> Strukturelle Maßnahmen wie Produktneuformulierungen, Einschränkungen beim Marketing von und Sondersteuern auf ungesunde Lebensmittel, Subventionierung der Kosten gesünderer Lebensmittel sowie verbraucherfreundliche Kennzeichnung von Lebensmitteln werden die Auswahl an gesünderen Lebensmitteln verbessern.

> Ein gesundes Umfeld in der Gemeinde, in Schulen und am Arbeitsplatz wird eine gesunde Lebensweise fördern.

Empfehlungen für bevölkerungsweite Ansätze bei der Ernährung			
	Empfehlung	Empf.-grad	Evidenz-grad
Behördliche Einschränkungen und Verfügungen	Es werden gesetzliche Bestimmungen zur Zusammensetzung von Lebensmitteln empfohlen, den Kaloriengehalt, den Gehalt an Salz und gesättigten Fettsäuren sowie den Gehalt an (zugesetztem) Zucker bei Lebensmitteln und Getränken zu senken und die Portionsgröße zu begrenzen.	I	B
	Ein Verzicht auf industriell produzierte Transfette wird empfohlen.	I	A
	Es wird empfohlen, dass die Vorgaben und Aktivitäten seitens (Landes-)Regierungen, nichtstaatlichen, Organisationen, Lebensmittelindustrie, Einzelhandel, Catering, Schulen, Arbeitsplätzen und anderen Beteiligten ganzheitlich und kohärent gestaltet werden, um eine gesunde Ernährungsweise zu fördern und Übergewicht zu verhindern.	I	C
	Es wird eine gesetzliche Einschränkung an Kinder gerichteter Werbung für Lebensmittel, die einen hohen Gehalt an Fetten, Zucker und/oder Salz haben, wenig gesund sind sowie für sog. Junkfood, alkoholische und nichtalkoholische Getränke mit hohem Zuckergehalt (zum Beispiel im Fernsehen, im Internet, in sozialen Medien und auf Lebensmittelverpackungen) empfohlen.	I	C
Medien und Aufklärung	Eine Neuformulierung von Lebensmitteln in Kombination mit Aufklärungskampagnen sollte in Betracht gezogen werden, um bei den Verbrauchern ein Bewusstsein für die Ernährungsqualität von Lebensmitteln zu schaffen.	IIa	C
Nährwert-Beschriftung und -angabe	Eine obligatorische und harmonisierte Nährwert-Kennzeichnung auf der Vorderseite von Lebensmittelverpackungen wird empfohlen.	I	C
	Es sollten unabhängig und einheitlich ausgearbeitete Kriterien für die Lebensmittelkennzeichnung zugunsten gesundheits- und ernährungsbezogener Angaben und Gütesiegel auf der Vorderseite der Verpackung (z. B. mittels Ampelfarben-System) erwogen werden.	IIa	C
	Gesetzlich vorgeschriebene Nährwert-Kennzeichnung von nicht vorverpackten Lebensmitteln, auch in Restaurants, Krankenhäusern und am Arbeitsplatz, sollte in Betracht gezogen werden.	IIa	C

	Empfehlung	Empf.-grad	Evidenz-grad
Ökonomische Anreize	Preis- und Subventionsstrategien werden empfohlen, um die Verbraucher zur Auswahl gesünderer Lebensmittel und Getränke zu bewegen.	I	B
	Es wird empfohlen, auf Lebensmittel und Getränke mit erhöhtem Gehalt an Zucker und gesättigten Fettsäuren sowie auf alkoholische Getränke eine Sondersteuer zu erheben.	I	B
Schule	Für alle Schulen, Vorschulen und Kindertagesstätten wird eine aus vielen Komponenten zusammengesetzte, umfassende und einheitliche Ernährungspolitik empfohlen, um eine gesunde Ernährung zu fördern.	I	B
	Es wird empfohlen, dass in Schulen und Verkaufsautomaten frisches Trinkwasser und gesunde Lebensmittel zur Verfügung stehen.	I	B
Arbeitsplatz	Es wird empfohlen, dass alle Unternehmen eine umfassende und einheitliche Ernährungspolitik befolgen und Ernährungsaufklärung betreiben, um das Gesundheitsbewusstsein der Mitarbeiter zu verbessern.	I	B
	Eine bessere Verfügbarkeit von frischem Trinkwasser und eine bessere Qualität der am Arbeitsplatz und in Verkaufsautomaten angebotenen/verkauften Lebensmittel sollte in Betracht gezogen werden.	IIa	C
Gemeinden	Es sollte in Betracht gezogen werden, die Platzierung und Dichte von Fast-Food- und Alkoholika-Verkaufsstellen und gastronomischen Betrieben zu regulieren.	IIa	C

Bevölkerungsweite Ansätze zur Förderung von körperlicher Aktivität/Sport

> Eine sitzende Lebensweise und körperliche Inaktivität treffen weltweit auf mehr als die Hälfte der Bevölkerung zu.

> Regelmäßige körperliche Aktivität wird allen Männern und Frauen empfohlen und sollte lebenslang in den Alltag integriert werden

mit mindestens 150 Minuten moderater Aktivität oder mindestens 75 Minuten intensiver Aktivität je Woche oder einer entsprechenden Kombination. Jede Aktivität ist besser als keine, je mehr, desto besser.

> Bevölkerungsweite Maßnahmen sind wirksam zur Förderung körperlicher Aktivität.

> Körperliche Aktivität sollte bereits in der frühen Kindheit anerzogen werden und in Vorschule/Kindergarten beginnen.

> In der Schule sollte körperliche Aktivität für täglich mindestens 30 Minuten, besser noch 60 Minuten betrieben werden.

> Gute Nachbarschaftsverhältnisse und eine sichere Umgebung stärken und fördern körperliche Aktivität im Alltagsleben.

Empfehlungen für bevölkerungsweite Ansätze zur Förderung von körperlicher Aktivität/Sport			
	Empfehlung	Empf.-grad	Evidenz-grad
Behördliche Einschränkungen und Verfügungen	Einbeziehung von Sport- und Bewegungsmöglichkeiten bei der Planung neuer Landschaften, Gebäude und Städte wird empfohlen.	I	C
Medien und Aufklärung	Zur Förderung von körperlicher Aktivität können nachhaltige und gezielte Kampagnen in den Medien und sonstige medienübergreifende Aufklärungskampagnen (zum Beispiel mit Apps, Postern, Flyern und Hinweisschildern) in Betracht gezogen werden.	IIb	C
	Kurzfristig entwickelte Aufklärungskampagnen auf Gemeindeebene und tragbare Geräte, die ein gesundes Verhalten wie „Walking" propagieren, sollten in Betracht gezogen werden.	IIa	C
Kennzeichnung und Information	Hinweise an Entscheidungsstellen sollten in Betracht gezogen werden, um zur Benutzung von Treppen anzuhalten.	IIa	B
	Die Verordnung von Training zur Gesundheitsförderung durch Ärzte, insbesondere Allgemeinärzte, ähnlich wie Arzneimittelrezepte, sollte in Betracht gezogen werden.	IIa	C

	Empfehlung	Empf.-grad	Evidenz-grad
Ökonomische Anreize	Erhöhte Kraftstoffsteuern sollten in Betracht gezogen werden, um einen aktiven Transport/Pendlerverkehr zu fördern.	IIa	C
	Steuersenkungen für Einzelpersonen können als Anreiz zum Erwerb von Ausrüstung für körperliche Aktivität/Sport oder Mitgliedschaften in Fitnessstudios in Betracht gezogen werden.	IIb	C
	Für Einzelpersonen können nachhaltige finanzielle Anreize für mehr körperliche Aktivität/Fitness oder Gewichtsreduktion in Betracht gezogen werden.	IIb	C
	Steuersenkungen können für Arbeitgeber als Anreiz dafür in Betracht gezogen werden, dass sie umfassende Wellness-Programme am Arbeitsplatz anbieten, die Aspekte wie richtige Ernährung, körperliche Aktivität und Raucherentwöhnung/Prävention einschließen.	IIb	C
Schule	Mehr Verfügbarkeit und ein breiteres Angebot an Möglichkeiten für Spielplätze und Geräte für körperliche Aktivität/Sport an Schulen werden empfohlen.	I	C
	Regelmäßige Sport-Pausen zwischen den Unterrichtsstunden sollten in Betracht gezogen werden.	IIa	B
	Mehr Aktivität auf dem Schulweg sollte in Betracht gezogen werden, zum Beispiel durch Schulbusprogramme mit zur Sicherheit überwachten Gehstrecken von und zur Schule.	IIa	C
	Mehr und längerer Sport-Unterricht und überarbeitete Sport-Lehrpläne, die zumindest eine moderate Aktivität anbieten, sowie trainierte Sportlehrer können in Betracht gezogen werden.	IIb	B
Arbeitsplatz	Umfassende Wellnessprogramme am Arbeitsplatz, die Aspekte wie richtige Ernährung und körperliche Aktivität abdecken, sollten in Betracht gezogen werden.	IIa	B

Empfehlungen für bevölkerungsweite Ansätze zur Förderung von körperlicher Aktivität/Sport (Fortsetzung)			
	Empfehlung	Empf.-grad	Evidenz-grad
Arbeits-platz	Strukturierte Programme am Arbeitsplatz, die zu körperlicher Betätigung ermutigen und dafür eine bestimmte Zeitdauer während der Arbeitszeit vorsehen, sollten in Betracht gezogen werden. Besser zugängliche und attraktivere Treppenhäuser, wenn möglich kombiniert mit „Skip-stop"-Aufzügen, die nicht auf allen Stockwerken halten, sollten in Betracht gezogen werden.	IIa	C
	Die Förderung von Fitness-Centern am Arbeitsplatz sollte in Betracht gezogen werden.	IIa	C
Gemein-den	Erbringer von Gesundheitsdienstleistungen sollten erwägen, bei jeder Konsultation den Fitness-Status zu erfragen und das Ergebnis in die Patientenakte einzutragen. Weiterhin sollten sie in Betracht ziehen, die Patienten zu motivieren und sich für Sport einzusetzen.	IIa	C
	Bessere Verfügbarkeit von Erholungs- und Sport-Gebieten und -Anlagen (zum Beispiel durch Anlegen von Parks und Spielplätzen, verlängerte Öffnungszeiten, Öffnung von Schulanlagen außerhalb der Schulzeit) sowie verbesserte Begehbarkeit sollte in Betracht gezogen werden.	IIa	C
	Eine optisch ansprechendere Umgebung sollte in Betracht gezogen werden, um die Aktivität von Erwachsenen zu steigern.	IIa	C

Bevölkerungsweite Ansätze zur Bekämpfung des Tabakkonsums in allen Formen

> Hohe Steuern auf alle Tabakprodukte sind die wirksamste Maßnahme, um Jüngere vom Rauchen abzuhalten. Adoleszenz ist die anfälligste Lebensphase, um mit dem Rauchen zu beginnen – mit lebenslangen Folgen.

> Beschränkungen bei rauchlosem Tabak wegen nachweislicher Schädlichkeit.

> Beschränkungen bei elektrischen Zigaretten wegen der Zweifel bezüglich Sicherheit und Auswirkungen.

> Neutrale Verpackungen reduzieren wirksam den Tabakkonsum.

> Beschränkungen bei Werbung, Reklame und Sponsoring durch die Tabakindustrie.

> Ein erstrebenswertes Ziel wäre eine gemeinsame europäische Entscheidung, in Europa ab 2030 keine Raucher mehr zu haben.

Empfehlungen für bevölkerungsweite Ansätze zur Bekämpfung des Tabakkonsums in allen Formen			
	Empfehlung	**Empf.-grad**	**Evidenz-grad**
Behördliche Einschränkungen und Verfügungen	Rauchverbot auf öffentlichen Plätzen wird empfohlen, um Rauchen zu verhindern und Nichtrauchen zu fördern.	I	A
	Rauchverbot wird empfohlen auf öffentlichen Plätzen, vor Eingängen zu öffentlichen Gebäuden, am Arbeitsplatz, in Restaurants und Gaststätten, um Menschen vor Passivrauchen zu schützen.	I	A
	Ein Verbot von Verkauf von Tabakprodukten an Heranwachsende wird empfohlen.	I	A
	Ein Verbot von Tabakautomaten wird empfohlen.	I	A
	Beschränkungen bei Werbung, Marketing und Verkauf von rauchlosem Tabak werden empfohlen.	I	A
	Ein vollständiges Verbot von Werbung und Verkaufsunterstützung von Tabakprodukten wird empfohlen.	I	B
	Eine niedrigere Dichte von Tabakverkaufsstellen in Wohngebieten sowie in der Nachbarschaft von Schulen und Krankenhäusern wird empfohlen.	I	B
	Eine Harmonisierung von grenzüberschreitendem Verkauf und steuerfreiem Verkauf aller Tabakprodukte wird empfohlen.	I	B
	Beschränkungen bei Werbung, Marketing und Verkauf von elektrischen Zigaretten sollten in Betracht gezogen werden.	IIa	A

Empfehlungen für bevölkerungsweite Ansätze zur Bekämpfung des Tabakkonsums in allen Formen (Fortsetzung)			
	Empfehlung	**Empf.-grad**	**Evidenz-grad**
Medien und Aufklärung	Beratung und Unterstützung zur Raucherentwöhnung am Telefon und im Internet wird empfohlen.	I	A
	Medien- und Aufklärungskampagnen im Rahmen von Strategien mit mehreren Ansatzpunkten zur Senkung der Raucherzahl und zur Erhöhung der Zahl von Menschen, die mit dem Rauchen aufhören, zur Reduktion des Passivrauchens und des Gebrauchs von rauchlosem Tabak werden empfohlen.	I	A
	Medien- und Aufklärungskampagnen mit dem alleinigen Ziel der Senkung der Raucherzahl und der Erhöhung der Zahl von Menschen, die mit dem Rauchen aufhören, sowie zur Reduktion des Passivrauchens und des Gebrauchs von rauchlosem Tabak werden empfohlen.	IIa	B
Kennzeichnung und Information	Warnbilder und Warntexte auf Zigarettenpackungen werden empfohlen.	I	B
	Neutrale Einheitsverpackungen werden empfohlen.	I	B
Ökonomische Anreize	Preis- und Steuererhöhungen für alle Tabakprodukte werden empfohlen.	I	A
Schule	Ein Rauchverbot in Schulen, Vorschulen und Kindergärten zum Schutz gegen Passivrauchen wird empfohlen.	I	A
	Die Förderung und das Lehren einer gesunden, unter anderem tabakfreien Lebensweise sollte in allen Schulen in Betracht gezogen werden.	IIa	B
Arbeitsplatz	Rauchverbote am Arbeitsplatz zur Senkung des Passivrauchens und zur Erhöhung der Zahl von Menschen, die mit dem Rauchen aufhören, werden empfohlen.	I	A
	Arbeitsplatzleitlinien für eine gesunde Lebensweise einschließlich Raucherentwöhnung/Prävention werden empfohlen.	I	A

Empfehlungen für bevölkerungsweite Ansätze zur Bekämpfung des Tabakkonsums in allen Formen (Fortsetzung)			
	Empfehlung	Empf.-grad	Evidenz-grad
Gemeinden	Es wird empfohlen, dass Gesundheitsdienstleister, Pflegepersonal und im Schuldienst Tätige durch Nichtrauchen bzw. Nichtkonsumieren von Tabakprodukten bei der Arbeit mit gutem Beispiel vorangehen.	I	A
	Es wird empfohlen, Schwangeren anzuraten, während der Schwangerschaft keinerlei Tabakprodukte zu verwenden.	I	A
	Es wird empfohlen, Eltern anzuraten, in der Gegenwart von Kindern keine Tabakprodukte zu konsumieren.	I	A
	Es wird empfohlen, Eltern anzuraten, nie in Autos und Privatwohnungen zu rauchen.	I	A
	Wohnhausspezifische Einschränkungen des Rauchens sollten in Betracht gezogen werden.	IIa	B

Schutz vor Alkoholmissbrauch

> Exzessiver Alkoholkonsum ist assoziiert mit erhöhter kardiovaskulärer Mortalität. Alkohol gilt als zweithäufigste Ursache von verlorenen DALYs (um Behinderungen bereinigte Lebensjahre) in Ländern mit hohem Einkommen.

> Interventionen gegen schädlichen Alkoholkonsum, d. h. eine Erhöhung der Alkoholsteuer, Beschränkungen des Zugangs zu alkoholischen Getränken und die Einführung umfassender Beschränkungen und Verbote der Werbung für alkoholische Getränke, sind kosteneffizient und erzielen gute Ergebnisse.

Empfehlungen zum Schutz vor Alkoholmissbrauch			
	Empfehlung	Empf.-grad	Evidenz-grad
Einschrän-kungen und Verfügun-gen	Es wird eine Regulierung der materiellen Verfügbarkeit von alkoholischen Getränken empfohlen, einschließlich: gesetzliches Mindestalter für den Kauf, geringere Dichte der Verkaufsstellen, kürzere Verkaufszeiten, Lizensierungssysteme, die sich an der öffentlichen Gesundheit orientieren, und Regierungsmonopole für den Einzelhandel.	I	B
	Maßnahmen gegen Alkohol im Straßenverkehr werden empfohlen, wie etwa niedrigere Blutalkoholgrenzwerte und „Null Toleranz", Atemtests nach dem Zufallsprinzip und Nüchternheitskontrollstellen.	I	B
	Die Einführung umfassender Einschränkungen und Verbote bei der Bewerbung alkoholischer Getränke wird empfohlen.	I	C
Medien und Aufklärung	Aufklärungskampagnen können in Betracht gezogen werden, um ein Bewusstsein für die gesundheitsschädigenden Auswirkungen des Alkoholkonsums zu schaffen.	IIb	B
Kennzeich-nung und Information	Eine Kennzeichnung alkoholischer Getränke mit Informationen zum Kaloriengehalt und Warnhinweisen zu den gesundheitsschädigenden Auswirkungen von Alkohol kann in Betracht gezogen werden.	IIb	B
Ökonomi-sche Anreize	Steuern auf alkoholische Getränke werden empfohlen.	I	B
Schule	Eine umfassende und einheitliche Aufklärung, die alle Aspekte des Themas abdeckt, kann für alle Schulen, Vorschulen und Kindergärten in Betracht gezogen werden, um einen Alkoholmissbrauch zu verhindern.	IIb	B
Arbeits-platz	Es wird empfohlen, in allen Firmen einheitliche und umfassende Gesundheitsrichtlinien und Aufklärung über Ernährungsfragen zur Verbesserung der Gesundheit der Mitarbeiter einzuführen, die auch das Thema einer Einschränkung übermäßigen Alkoholkonsums einbeziehen.	I	B

Empfehlungen zum Schutz vor Alkoholmissbrauch (Fortsetzung)		Empf.-grad	Evidenz-grad
	Empfehlung	**Empf.-grad**	**Evidenz-grad**
Gemeinden	Maßnahmen zur Unterstützung und Stärkung der gesundheitlichen Grundversorgung zur Schaffung von Ansätzen für die Prävention und Reduktion schädlichen Alkoholkonsums werden empfohlen.	I	B
	Die Einführung von Ausführungsrichtlinien zum verantwortlichen Ausschank alkoholischer Getränke sollte in Betracht gezogen werden, um die schädlichen Folgen des Trinkens zu reduzieren.	IIa	B
	Es sollte in Betracht gezogen werden, die Platzierung und Dichte von Alkoholverkaufs-stellen und anderen gastronomischen Betrieben zu regulieren.	IIa	C

Gesunde Umwelt

> Luftverschmutzung trägt zum Risiko von Atem- und kardiovaskulären Erkankungen bei.

> Wichtige Quellen der ultrafeinen Partikel in der Europäischen Union (EU) sind motorisierter Straßenverkehr, Kraftwerke und die Beheizung von Wohn- und Industriegebäuden mit Öl, Kohle und Holz. Bis zu einem Drittel der Europäer leben in Ballungsgebieten, in denen die Belastungswerte, die von den EU-Normen vorgegeben werden, überschritten sind.

> Junge und alte Menschen sowie Menschen mit hohem CVD-Risiko sind empfindlicher gegenüber den schädlichen Auswirkungen der Luftverschmutzung auf Herz und Kreislauf.

> Patientenorganisationen und Fachkräfte im Gesundheitswesen spielen eine wichtige Rolle bei der Unterstützung von Initiativen zur Aufklärung und zur Erstellung von Richtlinien und werden gehört, wenn Maßnahmen seitens der Behörden gefordert werden.

Prävention von Herz-Kreislauf-Krankheiten in der Grundversorgung

> Die Prävention von CVD sollte im gesamten Gesundheitswesen einschließlich der Grundversorgung durchgehend gewährleistet sein.

> Sofern nötig, sollten alle Mitarbeiter im Gesundheitswesen kardiovaskuläre Risikofaktoren bewerten, um den individuellen Score für das kardiovaskuläre Gesamtrisiko zu bestimmen.

> Allgemeinärzte und Schwestern/Pfleger sollten im Team zusammenarbeiten, um eine bestmögliche multidisziplinäre Versorgung zu gewährleisten.

Empfehlung für die Prävention von Herz-Kreislauf-Krankheiten in der Grundversorgung		
Empfehlung	**Empf.-grad**	**Evidenzgrad**
Es wird empfohlen, dass Allgemeinärzte, Schwestern/Pfleger und alle anderen Mitarbeiter im Bereich der Grundversorgung zur CVD-Prävention bei Patienten mit hohem Risiko beitragen.	I	C

Bei akuter Krankenhauseinweisung

Empfehlung für CVD-Präventionsstrategien bei akuter Krankenhauseinweisung		
Empfehlung	**Empf.-grad**	**Evidenzgrad**
Es wird empfohlen, Strategien für die Prävention bei CVD-Patienten zu implementieren, die bei einem akuten Ereignis vor der Entlassung aus dem Krankenhaus wirksam werden, wie Änderungen der Lebensweise, Risikofaktormanagement und pharmakologische Optimierung, um auf diese Weise das Risiko von Mortalität und Morbidität zu senken.	I	A

Empfehlungen für spezielle Präventionsprogramme

Empfehlung	Empf.-grad	Evidenz-grad
Patienten, die wegen eines akuten Koronarereignisses oder einer Revaskularisierung stationär aufgenommen wurden oder an HI leiden, wird die Teilnahme an einem Rehabilitationsprogramm empfohlen, um das Behandlungsergebnis zu verbessern.	I	A
Bei stabilen Patienten mit CVD werden Präventivprogramme für die Therapieoptimierung, die Compliance und das Risikofaktormanagement empfohlen, um das Rezidivrisiko zu verringern.	I	B
Methoden zur vermehrten Überweisung zu und Aufnahme von Rehabilitationsmaßnahmen sollten in Betracht gezogen werden wie elektronische Erinnerungen, automatische Überweisungen, Konsultationen wegen Überweisung und Vermittlung, strukturierte Nachsorge durch Ärzte, Schwestern/Pfleger oder Therapeuten, sowie frühzeitig nach der Entlassung einsetzende Programme.	IIa	B
Von Schwestern/Pflegern oder anderen im Gesundheitswesen Tätigen geleitete Programme sollten in Betracht gezogen werden, um CVD-Prävention innerhalb der gesamten Gesundheitsversorgung zu gewährleisten.	IIa	B

4 🔎

Überwachung von Präventionsmaßnahmen

- Leistungsstandards bei der CVD-Prävention können dazu dienen, die Umsetzung wissenschaftlicher Evidenz in die klinische Praxis zu beschleunigen.

Empfehlung für die Überwachung von Präventionsmaßnahmen

Empfehlung	Empf.-grad	Evidenz-grad
Systematische Überwachung der Durchführung von kardiovaskulären Präventionsmaßnahmen sowie der Ergebnisse kann in Betracht gezogen werden.	IIb	C

1 🔎 Der Unterstützung von Patienten in der Langzeitprävention (Anleitung zu regelmäßiger körperlicher Aktivität, gesunder Ernährung, Medikamenten-Compliance, ...) durch geschulte Präventions-Fachkräfte kommt zukünftig eine wichtige Rolle zu. Die Effekte langfristiger Präventionsprogramme, inklusive telemedizinischer Strategien zur Kontrolle von Risikofaktoren, werden aktuell wissenschaftlich untersucht.

Beispiele für die Bestimmung der Leistungsfähigkeit von CVD-Präventionsmaßnahmen

> Tabakkonsumenten, die an Entwöhnungsmaßnamen teilgenommen haben.

> Menschen, deren Sitzgewohnheiten aufgezeichnet wurden und die an einer Beratung zu mehr körperlicher Aktivität teilgenommen haben.

> Menschen, deren ungesunde Ernährungsgewohnheiten aufgezeichnet wurden und die an einer Ernährungsberatung teilgenommen haben.

> Menschen mit Gewicht und BMI und/oder Taillenumfang oberhalb der Normalgrenzen, die an einer Gewichtsberatung teilgenommen haben.

> Menschen > 40 Jahre, bei denen innerhalb der letzten 5 Jahre mindestens ein Lipidprofil aufgenommen wurde.

> Patienten < 60 Jahre mit Hypertonie (kein Diabetes mellitus) mit einem aufgezeichneten Blutdruck < 140/90 mmHg beim letzten Arztbesuch.

> Patienten mit Diabetes mellitus mit einem HbA1c-Wert < 7,0 % (< 53 mmol/mol) beim letzten Arztbesuch.

> Patienten mit einem qualifizierenden Ereignis/einer qualifizierenden Diagnose, die vor der Krankenhausentlassung zu einer stationären Patienten-Rehabilitationsmaßnahme oder einem ambulanten Patienten-Rehabilitationsprogramm überwiesen worden waren.